Archives of Gynecology and Obstetrics
Organ of the Deutsche Gesellschaft für Gynäkologie und Geburtshilfe

Founded in 1870 as "Archiv für Gynaekologie". Vols. 1–115 (1870–1922) published by August Hirschwald, Berlin; Vols. 115–175 (1920–1944) published by Springer, Berlin. As of Vol. 176 (1949) published by J. F. Bergmann, Munich. Edited by K. Credé (Vols. 1–41), O. Spiegelberg (Vols. 1–18), A. Gusserow (Vols. 24–77), G. Leopold (Vols. 42–94), E. Bumm (Vols. 78–123), K. Franz (Vols. 124–129), A. Döderlein (Vols. 130–172), H. von Peham (Vols. 130–142), R. Meyer (Vols. 130–167), G. A. Wagner (Vols. 143–175), H. Martius (Vols. 176–201), C. Kaufmann (Vols. 176–229), K. G. Ober (Vols. 190–238), H. A. Hirsch (since Vol. 210), F. E. Loeffler (since Vol. 226), H. Ludwig (since Vol. 230), H. Wulf (since Vol. 230). Since 1922 (Vol. 117) "Archiv für Gynäkologie" has been the organ of the Deutsche Gesellschaft für Gynäkologie und Geburtshilfe. As of Vol. 226 (1978) published under the English title Archives of Gynecology". As of Vol. 241 (1987) published under the title "Archives of Gynecology and Obstetrics".

Manuscripts and inquiries may be addressed to:

Prof. Dr. H. A. Hirsch
Universitäts-Frauenklinik
Schleichstrasse 4
D-7400 Tübingen, FRG

Dr. F. E. Loeffler, F.R.C.S., F.R.C.O.G.
St. Mary's Hospital
Praed Street
London W2, England

Prof. Dr. H. Ludwig
Universitäts-Frauenklinik
Schanzenstrasse 46
CH-4031 Basel
Switzerland

Prof. Dr. K.-H. Wulf
Universitäts-Frauenklinik
Josef-Schneider-Strasse 4
D-8700 Würzburg, FRG

A 2

(Continuation on cover page 3)

Archives of
Gynecology and Obstetrics

Continuation of Archiv für Gynäkologie, founded in 1870

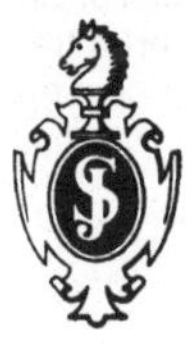

Springer-Verlag Berlin Heidelberg GmbH

Guide for Authors

Papers should be submitted in English. The author must take special care to make certain that either American or British usage is followed consistently throughout the manuscript and in inscriptions in illustrations. After acceptance, all manuscripts will be forwarded to a language editor by the publisher, but this in no way diminishes the responsibility of the author to pay meticulous attention to the linguistic accuracy of his paper.

Observations of particular interest, i.e., especially written-up single cases, will be published under the heading **"Case Reports"**. Such reports will usually not exceed 4 printed pages, 4 figures, and 1 table, and should be written in English.

"Review articles" and annotations reflect the present state of knowledge in special areas or summarize limited themes in which discussion has led to clearly defined conclusions.

Authors are requested to prepare manuscripts in accordance with the journal's accepted practice in such matters as the division of papers, lay-out of tables, etc.

1. Manuscripts should be typed in double-line spacing with wide margins on one side of the paper only. Form and content should be carefully checked to exclude the need for corrections in proof because only misprints should be corrected there. Correction costs exceeding 5% of the composition costs will be charged to the author. **Editorial procedures will be speeded up if two copies of the manuscript and illustrations are submitted.**

2. The **title page** should comprise: title of paper, first name(s) and surname of author(s), institute, any footnotes referring to the title (indicated by asterisks), address to which proofs should be sent, running title (not more than 72 typewriter strokes, including spaces).

3. Summary. Each paper should be preceded by a summary of the main points.

4. Key words. Immediately following the summary not more than 5 English key words should be supplied for subject indexing. Key words should be taken from the Index Medicus (Medical Subject Headings) or, failing this, composed on the same principles.

5. Small print. Historical reviews, materials and methods, histological data, and other secondary matter should be marked for small print. This is not done to save money – it costs more to set up – but to improve presentation.

6. Footnotes, other than those referring to the title heading, should be numbered consecutively.

7. The **references** should include only works referred to in the text. They should be cited as follows: journal papers – names and initials of all authors, year, full title, journal as abbreviated in Index Medicus, volume number, first and last page numbers. Papers published in volumes where the heading bears 2 dates should be cited with only **one** date, i.e., that given in the so-called source note on the first page of each paper. Books – names of authors, full title, edition, place, publisher, year.

Examples:
Daume E, Chari S, Hopkinson CRN, Sturm G (1979) Inhibition of follicle stimulating hormone binding to granulosa cells in vitro by human follicular fluid Arch Gynecol 227:289–292

Lorento C de (1960) Cerebral cortex: architecture, intracortical connections, motor projections. In: Foltun HF (ed) Physiology of the nervous system, 3rd edn. University Press, New York, p 288

References should be listed at the end of the paper in **alphabetical** order under the first author's name, more than one reference to the same author or team of authors in chronological order.

They should be cited in the text by author and year.

8. Figures. The number and size of the illustrations must be kept to the minimum required for clarification of the text. Previously published figures cannot be accepted. Explanations of figures furnished as legends should not be repeated in the text. Numerical data given in graphs or tables must not duplicate each other. As a rule, requests for color reproductions cannot be approved unless the authors bear the costs. All figures, whether photographs, graphs, or diagrams, should be numbered consecutively throughout and submitted on separate sheets.

The figures should not extend beyond the print area 122×195 mm ($43/4 \times 71/2$ inches) including legend texts. Several figures should be grouped into a plate on one page.

Line Drawings. Please submit good-quality glossy prints in the desired final size. The inscriptions should be clearly legible. Letters 2 mm high are recommended.

Half-Tone Illustrations. Please submit well contrasted photographic prints, trimmed at right angles and in the desired final size. Inscriptions should be about 3 mm high.

Color illustrations will be accepted; however, the authors will be expected to make a contribution towards the costs (approx. DM 980.00 for the first and DM 500.00 for each additional page).

9. Captions. Each figure should be briefly and clearly described. Remarks like: "for explanation see text" are not adequate. Captions are a part of the text and should be appended to it.

10. Papers which are ready to go to the printers can be published within 4 months of receipt. Fifty (50) offprints of each paper will be supplied to the author(s) free of charge: additional copies may be ordered at cost price.

Verhandlungen der Schweizerischen Gesellschaft für Gynäkologie und Geburtshilfe

Jahresversammlung
Flims, 6.–8. April 1989

Inhaltsverzeichnis

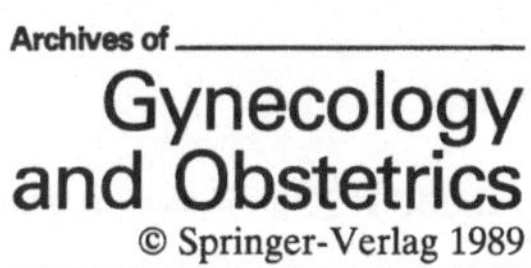
Archives of
**Gynecology
and Obstetrics**
© Springer-Verlag 1989

Erstes Hauptthema/Premier thême principal
Perinatale Infektionen

Einführung zum Thema

H. Schneider

Universitätsfrauenklinik und Kantonales Frauenspital, Bern, Schweiz

Als Endpunkt schwerer Störungen in der Schwangerschaft kennen wir den Schwangerschaftsverlust in Form des Abortes, eines intrauterinen oder neonatalen Todes. Neben dem Schwangerschaftsverlust ist die schwere Morbidität des Neugeborenen von besonderer Bedeutung, die entweder zu vollständiger Genesung oder aber zu Defektheilung führen kann mit Störungen in der späteren geistigen oder psychomotorischen Entwicklung. Das Spektrum der primären Ursachen, welche zu Schwangerschaftsverlust oder schwerer Morbidität des Neugeborenen führen können, ist vielfältig [1] und die uns vertrauten Statistiken zur Perinatalsterblichkeit sind in der Regel zu wenig detailliert, um Aussagen über primäre Ursachen und ihre quantitative Bedeutung für die Entstehung von Schwangerschaftsverlusten zu machen. Es wird zu den wichtigen Aufgaben der Perinatologie der Zukunft gehören, auf dem Boden einer verbesserten Dokumentation alle Fälle von Schwangerschaftsverlust oder schwerer Neugeborenenmorbidität systematisch zu erfassen und bezüglich ihrer primären Ursache genauer zu analysieren.

Eine derartige Analyse darf sich heute nicht mehr auf Lebend- oder Totgeburten nach 28 Wochen beschränken, sondern sie muß entsprechend der Empfehlung von Whitfield et al. [1] auch die Spätaborte umfassen. Es wird zunehmend deutlich, daß das gleiche Spektrum verschiedener Pathologien für Störungen in der Früh- sowie auch Spätschwangerschaft verantwortlich ist und je nach Zeitpunkt der Einwirkung oder Schwere der Störung zu Spätabort, intrauterinem Fruchttod, Frühgeburt oder Termingeburt mit schwerer Morbidität führen kann. In einer Erhebung der Jahre 1979 bis 1982 am Queen Mother Hospital in Glasgow mit Analyse von 362 Schwangerschaftsverlusten einschließlich Spätaborten wurden als die häufigsten primären Ursachen *Mißbildungen, Implantationsstörungen mit Blutungen* und *Infektionen* identifiziert (Tabelle 1). Berücksichtigt man die wegen Mißbildungen im 2. Trimenon durchgeführten Schwangerschaftsabbrüche und geht man weiterhin davon aus, daß bei den Frühgeburten mit vorzeitigem Blasensprung eine Infektion die primäre Störung ist, sind foetale Mißbildungen, Implantationsstörungen und Infektionen zusammen für mehr als 60% der Schwangerschaftsverluste verantwortlich.

Tabelle 1. Klassifikation von 362 Schwangerschaftsverlusten nach primären Ursachen (1979–1982)

Mißbildungen	37,0%
Blutung – Implantationsstörung	17,0%
Infektion	8,6%
Hypertonie	6,4%
Ungeklärte Ursache	6,0%
Mehrlinge	4,7%
Cervix-Insuffizienz	4,0%
IUWR	4,0%
Hämolytische Erkrankung	4,0%
Trauma Asphyxie	2,2%
Mütterliche Erkrankung	1,4%

Schwangerschaftsverluste von der 20. SSW bis Ende des ersten Lebensjahres:

Total	22,8 pro tausend
Perinatalsterblichkeit	11,9 pro tausend

Anhand derartiger Analysen wird es möglich, Strategien sowie mögliche Interventionen zur Bekämpfung der Störungen zu entwickeln, die in erster Linie für die Negativbilanz unserer Statistiken verantwortlich sind.

Es ist verschiedentlich darauf hingewiesen worden, daß sich trotz der Verfügbarkeit von wehenhemmenden Medikamenten seit mehr als 10 Jahren sowie ihrer breiten Anwendung die Frühgeburtenrate nicht wesentlich verändert hat. Es sollte uns allerdings nicht erstaunen, daß mit einer rein symptomatischen Behandlung, wie der Hemmung von vorzeitigen Wehen, dem Problem der Frühgeburtlichkeit nicht beizukommen ist. In den letzten Jahren häufen sich Hinweise dafür, daß *Infektionen* ursächlich für die Entstehung eines beträchtlichen Teils der Frühgeburten verantwortlich sind, und unsere Anstrengungen sollten sich verstärkt auf die Prävention sowie die Diagnostik und Früherkennung von Infektionen und möglicherweise die Therapie mittels Antibiotika in der Schwangerschaft konzentrieren. Es würde nicht überraschen, wenn die konsequente Verfolgung einer solchen Strategie für die Senkung der Frühgeburtenrate wesentlich effektiver wäre als der breite Einsatz von Betamimetika oder anderer Wehenhemmer.

Die Bedeutung von Infektionen für die Reproduktion bei der Frau ist mannigfaltig und kann bereits bei der nicht schwangeren Frau durch Befall der Eileiter mit Sterilität zum Tragen kommen (Tabelle 2). In der Frühschwangerschaft können verschiedene Infektionen zum Abort führen, wobei sowohl der Erregerbefall des Schwangerschaftsproduktes direkt Abort auslösend wirkt oder aber der Abort Folge der mütterlichen Erkrankung sein kann. In letzter Zeit wird insbesondere bei habituellen Aborten auch eine aszendierende Infektion des Schwangerschaftsproduktes mit fakultativ pathogenen Keimen der Vagina sowie der Cervixdrüsen diskutiert.

Die konnatalen Infektionen, die je nach Zeitpunkt des Auftretens in der Schwangerschaft zu Embryopathie mit Mißbildungen oder aber zu Foetopathie führen können, entstehen in erster Linie hämatogen durch Befall der Plazenta mit Entwicklung einer Plazentitis. Weiterhin können verschiedene Bakterien aszendierend zu einer Infektion der Eihäute führen und über die Aktivierung

Tabelle 2. Bedeutung von Infektionen für die Reproduktion der Frau

1. Hämatogen oder aszendierend	→ Sterilität	Chlamydien, Tuberkulose
2. Hämatogen oder aszendierend	→ Abort	Röteln, Listeriose, Lues, Mykoplasmen, Chlamydien, Toxoplasmose
3. Hämatogen	→ Konnatale Infektion, Embryopathie, Foetopathie	Röteln, Ringelröteln, Zytomegalie, Listeriose, Toxoplasmose, Lues
4. Aszendierend-antepartal	→ Vorzeitige Wehen, Blasensprung, Frühgeburt, Sepsis	GBS, Staphylokokken, E-coli, Gardnerella, Anaerobier, Candida
5. Aszendierend-intrapartal	→ Neugeboreneninfekt	Herpes, Hepatitis, HPV, HIV, GBS, E-coli, Anaerobier

von Phospholipase die Umwandlung von Arachidonsäure in Prostaglandin bewirken und somit vorzeitige Wehentätigkeit mit oder ohne vorzeitigem Blasensprung und folgender Frühgeburt auslösen. Auch intrapartal kann es ascendierend zur Keimbesiedlung der Fruchtblase sowohl mit Viren als auch mit Bakterien kommen, was zu mehr oder weniger schweren Neugeboreneninfektionen führen kann.

Literatur

1. Whitfield CR, Smith NC, Cockburn F, Gibbson AA (1986) Perinataly related wastage – a proposed classification of primary obstetric factors. Br J Obstet Gynaecol 93:694–703

Arch Gynecol Obstet (1989) 246: S 4–S 11

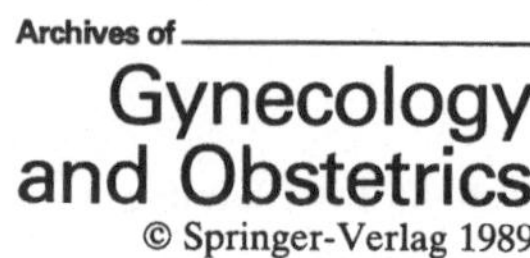

Archives of

Gynecology
and Obstetrics
© Springer-Verlag 1989

Perinatale Infektionen – Epidemiologische Aspekte

C. Kind

Neonatologie, Frauenklinik, Kantonspital, CH-9007 St. Gallen, Schweiz

Die Gefahr der Übertragung von Infektionen von der Mutter auf das Kind spielt in den Überlegungen des Geburtshelfers sowohl in der Schwangerenvorsorge, als auch bei der Betreuung der Geburt eine wesentliche Rolle. Dabei besteht aber oft große Unklarheit über die Größe der verschiedenen infektiösen Risiken und über die Wirksamkeit verschiedener präventiver Maßnahmen. Dementsprechend werden diagnostische und therapeutische Maßnahmen bezüglich perinataler Infektionen in verschiedenen Schweizer Kliniken sehr unterschiedlich gehandhabt.

Es soll im folgenden versucht werden, für fünf wichtige prä- und perinatale Infektionen die quantitative Bedeutung für die schweizerische Bevölkerung abzuschätzen und gleichzeitig die Situation bezüglich präventiver Maßnahmen gegen diese Infektionen an schweizerischen Geburtskliniken zu beleuchten. Aus dem Vergleich dieser Daten mit der Literatur sollen Vorschläge für weitere Anstrengungen abgeleitet werden. Eine Umfrage bei den Neonatologieabteilungen der Schweiz über die Häufigkeit, mit der in den Jahren 1985–1987 acht verschiedene Infektionen in der Neonatalphase diagnostiziert wurden, ergab, daß von den acht erfragten Infektionen (Infektionen mit Streptokokken der Gruppe B, Listeriose, Zytomegalie, Toxoplasmose, Röteln, Lues, Herpes simplex-Infektion, Varizellen) die Streptokokken der Gruppe B, die Zytomegalie und die Toxoplasmose bezüglich Häufigkeit, Mortalität und Anteil von Kindern mit bleibenden Spätfolgen die wichtigste Rolle spielen (Publikation in Vorbereitung). Außer diesen drei Infektionen soll noch die Situation bezüglich zwei weiterer perinatal übertragener Erreger besprochen werden, die zwar praktisch nie in der Neonatalphase zu manifesten Symptomen führen, jedoch wegen ihrer Häufigkeit und der schwerwiegenden Bedeutung der chronischen Infektion von großer Wichtigkeit sind, nämlich Hepatitis-B-Virus und HIV.

Zur Abschätzung der Häufigkeit, mit der verschiedene Maßnahmen zur Verhütung der Infektübertragung von der Mutter auf das Kind in der Schweiz durchgeführt werden, wurde eine Erhebung bei den Mitgliedern der Schweizerischen Gynäkologischen Chefärztekonferenz durchgeführt. Mit einem Fragebogen wurden die für das Jahr 1987 geltenden Richtlinien bezüglich der

Durchführung verschiedener diagnostischer und therapeutischer Maßnahmen erfaßt und auch die Häufigkeit, mit der diese Maßnahmen angewendet wurden, erfragt. Von den insgesamt 87 angefragten Kliniken haben 66 (76%) den Fragebogen ausgefüllt zurückgeschickt. Die antwortenden Kliniken haben zusammen 1987 rund 38000 Geburten betreut, was etwas mehr als die Hälfte der Gesamtgeburtenzahl in der Schweiz repräsentiert.

Infektionen mit Streptokokken der Gruppe B

In den Jahren 1985 bis 1987 wurden in der Schweiz durchschnittlich pro Jahr mindestens 36 Infektionen mit Streptokokken der Gruppe B bei Neugeborenen diagnostiziert (vorläufige Ergebnisse der Umfrage der Neonatologiegruppe). Dabei kam es zu durchschnittlich 4,7 Todesfällen pro Jahr und in 2,7 Fällen wurden bei der Entlassung aus der Neonatologieabteilung mit Sicherheit oder Wahrscheinlichkeit bleibende Spätfolgen festgestellt. 95% der Neugeborenen hatten Symptome ihres Infektes in den ersten drei Lebenstagen. Insgesamt 39% der betroffenen Kinder waren Frühgeborene, bei den Todesfällen betrug der Anteil der Frühgeborenen sogar 64%, bei den Fällen mit Spätfolgen 44%. Berücksichtigt man nur die Fälle mit positiver Blutkultur und Symptombeginn in den ersten 3 Lebenstagen, so errechnet sich eine Häufigkeit der früh beginnenden Neugeborenensepsis mit Streptokokken der Gruppe B von mindestens 0,31 auf 1000 Neugeborene. Die Häufigkeit liegt somit nur wenig unter dem für die Jahre 1980 bis 1982 für die Region Zürich gefundenen Wert von 0,47 [9]. Die Neugeborenensepsis mit Streptokokken der Gruppe B scheint somit in der Schweiz rund fünfmal weniger häufig zu sein als in den USA [4].

Die Durchführung von Abstrichen während der Schwangerschaft zur Suche nach Streptokokken der Gruppe B wird in der Schweiz sehr unterschiedlich gehandhabt. Von 63 Kliniken, die geantwortet haben, führt eine routinemäßig bei allen Schwangeren einen Abstrich durch, während 15 Kliniken überhaupt nie nach diesem Erreger suchen. 35 Kliniken geben an, bei Blasensprung vor 37 Schwangerschaftswochen Abstriche durchzuführen, 23 Kliniken tun dies auch beim Auftreten von vorzeitigen Wehen. Für die drei Kliniken, die bei diesen beiden Indikationen Abstriche durchgeführt und ihre Resultate genau erfaßt haben, ergab sich auf insgesamt 2267 betreute Geburten 48mal ein positiver Abstrich (2,1%).

Das Problem der Erfassung von Schwangeren, die Streptokokken der Gruppe B tragen, und der Verhütung der Infektübertragung auf das Neugeborene wurde von Boyer und Gotoff in Chicago sehr sorgfältig untersucht [4]. In ihrem Kollektiv fanden sich positive Vaginalabstriche bei der Geburt bei 16,7% der Frauen und eine früh beginnende Sepsis des Neugeborenen mit einer Häufigkeit von 1,9 auf 1000 Kinder. Bei Frauen mit positivem Abstrich zu Beginn des dritten Trimenon, bei denen es zusätzlich entweder zu einer Geburt vor 37 Schwangerschaftswochen oder zu einem Blasensprung mehr als 18 Stunden vor der Geburt oder zu Fieber unter der Geburt kam, war die Häufigkeit der Neugeborenensepsis massiv erhöht auf 45,5 auf 1000 Kinder. In einer randomisierten Studie wurde deshalb die Wirksamkeit einer Ampicillintherapie unter der Geburt bei Gebärenden mit diesen Risikofaktoren durchgeführt. Während 5 von 79 Kindern von unbehandelten Müttern eine Streptokokkensepsis durchmachten, erkrankte keines von 85 Kindern behandelter Mütter ($p = 0,024$). Die Autoren empfehlen deshalb für die USA bei allen Schwangeren zwischen 26 und 28 Schwangerschaftswochen einen Vaginal- und Rektalabstrich auf Streptokokken der Gruppe B durchzuführen [4a]. Frauen mit positiven Kulturen sollen jedoch nicht sofort antibiotisch behandelt werden, da die bleibende Eradikation des Erregers in der Regel nicht gelingt. Hingegen sollen alle Frauen mit positiven Kulturen unter der Geburt systemisch behandelt werden, wenn einer der drei Risikofaktoren (Geburt vor 37 Schwangerschaftswochen, Blasensprung mehr als 18 Stunden vor der Geburt oder Fieber unter der Geburt) vorliegt. Ob diese Empfehlung angesichts der deutlich geringeren Häufigkeit der Streptokokkensepsis generell auf die Schweiz übertragen werden soll, erscheint fraglich. Hingegen scheint eine vermehrte Suche nach diesem Erreger bei Frauen mit Frühgeburtsbestrebungen dringend geboten, da sowohl Häufigkeit wie Letalität der Streptokokkensepsis bei Frühgeborenen sehr viel höher sind.

Zytomegalie

In den schweizerischen Neonatologieabteilungen wurden für die Jahre 1985 bis 1987 durchschnittlich 11,7 Fälle von konnataler Zytomegalie pro Jahr diagnostiziert. Die Häufigkeit der Todesfälle betrug 0,7 pro Jahr und der Fälle mit sicheren oder wahrscheinlichen Spätfolgen 5,7 pro Jahr. Diese Zahlen erfassen jedoch mit Sicherheit nur einen sehr kleinen Teil aller konnatal infizierten Kinder, nämlich diejenigen die am schwersten von der Infektion betroffen sind, so daß die Diagnose klinisch im Neugeborenenalter vermutet werden kann. Die asymptomatische konnatale Zytomegalieinfektion ist sehr viel häufiger. 1986 konnte in der Frauenklinik St. Gallen mit einer sehr empfindlichen kulturellen Nachweistechnik bei fünf von 366 konsekutiv untersuchten Neugeborenen in der ersten Lebenswoche das Virus aus dem Urin isoliert werden. Dies ergibt eine Häufigkeit der kongenitalen Zytomegalie von 1,4%, was entsprechend der empfindlichen Untersuchungsmethodik eher im oberen Teil des in der Literatur angegebenen Bereichs der Häufigkeit von 0,2 bis 2,3% liegt.

Das Zytomegalievirus, das in der Regel nach einer Erstinfektion lebenslänglich im menschlichen Organismus persistiert, kann sowohl bei einem Primärinfekt in der Schwangerschaft wie auch durch Reaktivierung eines latenten Infektes auf das Kind übertragen werden. Wenn während einer Schwangerschaft eine Serokonversion festgestellt wird, also ein (in der Regel asymptomatisch verlaufender) Primärinfekt diagnostiziert wird, liegt das Risiko einer Infektion des Kindes zwischen 20 und 50% [11, 15]. Nur 3–15% der infizierten Kinder zeigen bei der Geburt Symptome und bei 10–15% der infizierten Kinder ist mit bleibenden Spätfolgen zu rechnen. Bei diesen Spätfolgen handelt es sich in ca. einem Drittel der Fälle um schwere neurologische Störungen, bei zwei Dritteln um isolierte ein- oder beidseitige Innenohrschädigungen. Das Risiko nach einer Serokonversion in der Schwangerschaft ein Kind mit bleibenden

Spätfolgen zu haben, läßt sich demnach auf höchstens 2–7% schätzen [12]. Wenn eine Frau bereits vor der Schwangerschaft Zytomegalie-Antikörper-positiv ist, was in der Schweiz für 40–60% aller Schwangeren zutrifft, so beträgt das Risiko einer konnatalen Zytomegalieinfektion des Kindes zwischen 1 und 2%. In der Regel wird angenommen, daß das Risiko von Spätfolgen der Infektion für diese Kinder sehr viel geringer ist als nach einer Primärinfektion während der Schwangerschaft [15]. Neuere Studien aus Schweden und England deuten jedoch darauf hin, daß auch in dieser Situation Spätfolgen nicht so selten vorkommen können [1, 13].

Da sich somit bis heute keine Population von Schwangeren mit einem deutlich erhöhten Risiko bezüglich symptomatischer konnataler Zytomegalie abgrenzen läßt und auch keine therapeutischen Maßnahmen zur Verfügung stehen, ist eine routinemäßige Zytomegaliediagnostik in der Schwangerschaft nicht sinnvoll [12].

Toxoplasmose

Eine konnatale Toxoplasmose wurde 1985–1987 in der Schweiz durchschnittlich 3,7mal pro Jahr in der Neugeborenenperiode diagnostiziert (0,3 Todesfälle pro Jahr und 1,7 Fälle mit Spätfolgen). Wie bei der Zytomegalie repräsentieren auch bei der konnatalen Toxoplasmose die neonatal symptomatischen Infektionen nur die Spitze des Eisbergs. In einer Untersuchung bei 10000 Neugeborenen aus der Region Basel in den Jahren 1983–1985 wurde aufgrund der Untersuchung des Nabelschnurbluts auf spezifische IgM die Häufigkeit der konnatalen Toxoplasmose auf knapp einen Fall pro 1000 Neugeborene geschätzt [16]. Da nicht alle Neugeborenen mit konnataler Toxoplasmose bei der Geburt spezifische IgM aufweisen, muß diese Schätzung als Minimalwert interpretiert werden.

Die Umfrage bei den Geburtskliniken ergab, daß von 59 antwortenden Kliniken 25 (42%) routinemäßig eine Toxoplasmoseserologie in der Schwangerschaft durchführten, während 30 Kliniken (51%) die Serologie auf das Vorliegen bestimmter, von Klinik zu Klinik sehr unterschiedlich gelagerter Indikationen beschränkten. In 16 Kliniken die routinemäßig eine Serologie durchführten und genaue Zahlen angeben konnten, wurde auf 7947 betreute Geburten insgesamt 25mal eine Toxoplasmose in der Schwangerschaft behandelt (3 auf 1000), während in 16 Kliniken die nur auf Indikation eine Serologie durchführten und genaue Zahlen angeben konnten auf 10364 betreute Geburten nur zweimal eine solche Therapie durchgeführt wurde (0,2 Fälle auf 1000). Dies bestätigt die bekannte Tatsache, daß die allerwenigsten Toxoplasmoseprimärinfektionen in der Schwangerschaft klinisch erkannt werden können.

Im Gegensatz zur Zytomegalie ist bei einer Frau, die bereits vor der Schwangerschaft eine Toxoplasmose durchgemacht hat und seropositiv ist, das Risiko ein Kind mit konnataler Toxoplasmose zu haben vernachlässigbar, obwohl auch dieser Erreger häufig lebenslang persistieren und unter gewissen Bedingungen (z.B. HIV-Infektion) reaktiviert werden kann. Bei einer Primärinfektion in der Schwangerschaft hängt das Risiko der Infektion des Kindes stark vom Trimenon ab in dem der Primärinfekt stattfindet, mit einem ansteigenden Risiko von 14% im ersten Trimenon bis 59% im dritten Trimenon [7]. Umgekehrt verhält es sich mit dem Schweregrad der Infektion, indem nach Infektion im ersten Trimenon der größte Teil der betroffenen Kinder eine tödliche Infektion oder schwere Schädigung erleidet, während nach Infektion im dritten Trimenon 90% der infizierten Kinder im Neugeborenenalter asymptomatisch sind. Durch eine antiparasitäre Therapie in der Schwangerschaft läßt sich die Häufigkeit der Übertragung auf das Kind deutlich senken und bis zu einem gewissen Grad auch der Schweregrad der Infektion verringern. Eine bei der Geburt asymptomatische konnatale Toxoplasmose scheint relativ häufig zu Spätfolgen, d.h. im überwiegenden Teil der Fälle zu einer Chorioretinitis zu führen. Die Angaben über die Häufigkeit eines solchen Verlaufes schwanken in der Literatur erheblich zwischen 20–90% aller infizierten Kinder [14].

Zur Prävention der konnatalen Toxoplasmose können einerseits Anstrengungen zur primären Prophylaxe, d.h. zur Vermeidung von Primärinfektionen in der Schwangerschaft unternommen werden. Dafür wurde die intensivierte Propagierung von zwei Hygieneregeln für Schwangere empfohlen, nämlich Verzicht auf den Genuß von ungenügend durchgebratenem Fleisch und Vermeiden von Kontakt mit Katzenkot [16]. Die sekundäre Prophylaxe, d.h. das Erfassen und Behandeln von Primärinfektionen in der Schwangerschaft wie es z.B. in Frankreich üblich ist, ist sehr viel aufwendiger [6]. Es bedingt ein durchgehendes Screening mit einem engmaschigen zeitlichen Schema für die Blutentnahmen (in Frankreich monatlich!), eine qualitativ einwandfreie Durchführung der serologischen Untersuchungen (was vor allem für die spezifischen IgM nicht selbstverständlich ist) und eine korrekte Interpretation der häufig nicht völlig eindeutigen Resultate. Die Erfassung von Primärinfektionen in der Frühschwangerschaft ruft nach einer pränatalen Diagnose der Infektion um Schwangerschaftsabbrüche bei gesunden Kindern zu vermeiden. Die pränatale Diagnostik setzt die Möglichkeit einer problemlosen Durchführung der fetalen Blutentnahme und die Verfügbarkeit eines Labors, das einen zuverlässigen Erregernachweis durchführen kann, voraus. Bevor der Aufbau eines solchen Präventionssystems empfohlen werden könnte, müßten zuerst die epidemiologischen Grundlagen zur Abschätzung des Kosten-Nutzen-Verhältnisses erarbeitet werden.

Hepatitis B

Nach einer Untersuchung an der Frauenklinik Zürich waren in den Jahren 1986/ 1987 1,1% aller Gebärenden HBs-Antigen-positiv (0,1% der Schweizerinnen und 2,2% der Ausländerinnen) [2]. Rechnet man diese Zahlen auf die ganze Schweiz hoch, dann ergibt sich, bei einem Anteil an Ausländergeburten von 15%, die Zahl von rund 300 Geburten bei HBs-Antigen-positiven Müttern pro Jahr. Je nach HBe-Status der Mutter besteht für diese Kinder, falls sie nicht erfaßt und immunisiert werden, ein Risiko zwischen 12 und 90%, selbst eine chronische Hepatitis-B-Virusinfektion zu entwickeln mit einem hohen Risiko, später an einer chronischen Hepatitis mit Übergang in Leberzirrhose und evtl. Leberzellkarzinom zu erkranken.

Von 62 antwortenden Geburtskliniken führen sieben (11%) bei allen Schwangeren resp. Gebärenden eine Bestimmung des Hepatitis-Antigens durch. 49 (79%) führen die Serologie auf Indikation durch, wobei die Indikationenliste jedoch bei vielen Kliniken nicht vollständig zu sein scheint. Sechs Kliniken (2%) führen überhaupt nie eine HBs-Antigen-Bestimmung durch. Häufig besteht das Problem, daß die Untersuchung des Hepatitis-Antigens erst bei der Geburt veranlaßt wird, so daß die aktiv-passive Immunisierung des Neugeborenen oft nicht innert der empfohlenen zwölf Stunden nach der Geburt durchgeführt werden kann.

Die aktiv-passive Immunisierung des Neugeborenen (Hepatitis-B-Immunglobulin 1 ml i. m. sofort nach der Geburt und Hepatitis-B-Impfstoff 0,5 ml i. m. sofort nach der Geburt, Boosterung mit einem Monat und 6 Monaten) kann das Übertragungsrisiko für das Neugeborene erheblich senken (in der Studie von P. Beasley in Taiwan von 88% auf 6%) [3]. Dabei ist es jedoch wichtig, daß das Immunglobulin rasch nach der Geburt verabreicht werden kann [5].

HIV-Infektion

Nach den aktuellen Daten der neonatalen HIV-Studie wurden in der Schweiz in den letzten Jahren durchschnittlich rund 40 Geburten pro Jahr bei HIV-infizierten Frauen erfaßt [10]. Die jährliche Inzidenz hat dabei nicht mehr zu, sondern für 1988 eher wieder etwas abgenommen. Hingegen zeigt sich eine Verschiebung in der Häufigkeit der Risikofaktoren für die mütterliche Infektion. Während in den früheren Jahren nur 10–20% der Frauen nicht durch parenteralen Drogenkonsum infiziert wurden, wird für 1987 und 1988 für ein Drittel der Frauen ein anderer, also größtenteils heterosexueller Übertragungsweg angegeben.

Für die ganze Schweiz läßt sich die Prävalenz der HIV-Infektion bei Gebärenden auf mindestens 0,056% angeben. Die Umfrage bei den Geburtskliniken ergab aber an einzelnen Frauenkliniken deutlich höhere Prävalenzen von 0,1 bis 0,3%. Von den 60 antwortenden Geburtskliniken empfehlen 18 (30%) routinemäßig allen Schwangeren bzw. Gebärenden die Durchführung einer HIV-Serologie, die übrigen 42 tun dies nur bei Vorliegen von anamnestischen Risikofaktoren. 26 Kliniken haben im Jahr 1987 insgesamt 93 Schwangerschaften bei HIV-infizierten Frauen beobachtet. Daraus resultierten 41 lebend geborene Kinder, 6 Aborte bzw. Totgeburten und 46 Schwangerschaftsabbrüche.

Die bisherigen Verläufe bei Kindern HIV-infizierter Mütter in der Schweiz sind sehr ähnlich wie diejenigen, die für die europäische kollaborative Studie publiziert wurden [8]. Dort fanden sich bei 100 Kindern die über 15 Monate alt waren in 80 Fällen keine Symptome einer HIV-Infektion, in 12 Fällen fragliche Symptome und in 8 Fällen ein eindeutiges AIDS oder ARC. Die in dieser Population gefundene geschätzte vertikale Übertragungsrate von 24% dürfte einen Minimalwert darstellen. Die zur Zeit vertretenen Annahmen für die vertikale Übertragungsrate schwanken zwischen 25 und 40%.

Maßnahmen zur Verhütung einer Übertragung des HIV von der Mutter auf das Kind sind zur Zeit keine bekannt. Hingegen zeigt es sich zunehmend, daß eine frühe Erfassung und sorgfältige medizinische Betreuung HIV-infizierter Kinder ihre Prognose erheblich verbessert. Aus diesem Grund ist es sinnvoll, in der Schwangerschaft nach der HIV-Infektion zu suchen, auch wenn die Übertragung auf das Kind nicht verhütet werden kann. Noch sinnvoller wäre allerdings die Erfassung HIV-infizierter Frauen im gebärfähigen Alter vor einer allfälligen Schwangerschaft.

Zusammenfassung und Schlußfolgerungen

Perinatale Infektionen mit Streptokokken der Gruppe B, Zytomegalievirus, Toxoplasma-gondii, Hepatitis-B-Virus und HIV scheinen in der Schweiz nicht selten zu sein. Das Verhalten gegenüber diesen Infektionen ist in verschiedenen Geburtskliniken in der Schweiz außerordentlich unterschiedlich. Aufgrund der vorliegenden Daten aus den Umfragen in der Schweiz und aus der Literatur möchte ich folgende Vorschläge für präventive Strategien zur Diskussion stellen:

1. Bei allen Schwangeren mit Frühgeburtsbestrebungen oder Blasensprung vor abgeschlossenen 37 Schwangerschaftswochen sollten Abstriche zur Kultur auf *Streptokokken der Gruppe B* durchgeführt werden. Frauen aus dieser Gruppe mit positivem Kulturresultat sollten unter der Geburt antibiotisch behandelt werden.

2. Serologische oder virologische Untersuchungen zur Diagnose der *Zytomegalie* zu Screeningzwecken sind nicht sinnvoll. Hingegen kann es sehr wertvoll zur Abklärung einer vorliegenden Pathologie sein, wenn tiefgefrorene Serumproben aus der Frühschwangerschaft und aus der präkonzeptionellen Zeit zur Verfügung stehen.

3. Die Hygieneregeln zur Expositionsprophylaxe der *Toxoplasmose* für Schwangere (kein Genuß von ungenügend durchgebratenem Fleisch, kein Kontakt mit Katzenkot) sollten noch vermehrt bekannt gemacht werden. Einer allfälligen Einführung einer umfassenden Strategie zur Erfassung und Behandlung von Primärinfektionen in der Schwangerschaft müßte eine sorgfältige Abklärung der Realisierungsmöglichkeiten und der Kostennutzenfrage vorausgehen.

4. Die Bestimmung des *Hepatitis-B-Antigens* bei allen Schwangeren aus Risikopopulationen sollte unbedingt fest in die Schwangerenvorsorge integriert werden. Namentlich sollten Frauen mit folgenden Risiken erfaßt werden:
- Herkunft aus Mittelmeerländern, Asien, Afrika, Lateinamerika
- Drogenabhängigkeit aktuell oder früher
- Prostitution, ausgeprägte Promiskuität
- HIV-Seropositivität
- Haushaltkontakt mit HBV-Carrier oder Dialysepatient
- Medizinalpersonen mit Blutkontakt
- Unabgeklärte Lebererkrankung in der Anamnese
- St. n. multiplen Transfusionen

5. Angesichts der relativ hohen Prävalenz der *HIV-Infektion* vor allem in gewissen Zentren, sollte an jeder Klinik ernsthaft erwogen werden, generell allen Schwangeren die Durchführung eines HIV-Tests zu empfehlen. Voraussetzung für einen präventiven Wert des Testes ist, daß er in jedem Fall mit dem Einverständnis der Schwangeren und verbunden mit einem beratenden Gespräch durchgeführt wird. Anzustreben wäre die Erfassung HIV-infizierter Frauen im gebärfähigen Alter vor einer allfälligen Schwangerschaft. Die Möglichkeiten zur Beratung bezüglich HIV-Übertragung und gegebenenfalls zur Durchführung eines Testes z. B. im Rahmen von Konsultationen für genitale Infekte oder für die Empfängnisverhütung sollten vermehrt genutzt werden.

Literatur

1. Ahlfors K, Ivarsson SA, Johnsson T, Svanberg L (1982) Primary and secondary maternal cytomegalovirus infections and their relation to congenital infection. Acta Paediatr Scand 71:109–113
2. Baumann H, Huch A, Huch R (1988) Hepatitis-B-Screening an der Klinik und Poliklinik für Geburtshilfe des Universitätsspitals Zürich. Swiss Med 10:21–24
3. Beasley RP, Hwang LY, Lee GC, Lan CC, Roan CH, Huang FY, Chen CL (1983) Prevention of perinatally transmitted hepatitis B virus infections with hepatits B immune globulin and hepatitis B vaccine. Lancet II:1099–1102
4. Boyer KM, Gotoff SP (1986) Prevention of early onset neonatal group B streptococcal disease with selective intrapartum chemoprophylaxis. N Engl J Med 314:1665–1669
4a. Boyer KM, Gotoff SP (1988) Antimicrobial prophylaxis of neonatal group B streptococcal sepsis. Clin Perinatol 15:831–850
5. Centers for Disease Control (1985) Recommendations for protection against viral hepatitis. Morb Mortal Weekly Report 34:313–324, 329–335
6. Daffos F, Forestier F, Capella-Pavlovsky M, Thulliez P, Aufrant C, Valenti D, Cox WL (1988) Prenatal management of 746 pregnancies at risk for congenital toxoplasmosis. N Engl J Med 318:271–275
7. Desmonts G, Couvreur J (1974) Congenital toxoplasmosis: a prospective study of 378 pregnancies. N Engl J Med 290:1110–1116
8. European Collaborative Study (1988) Mother-to-child transmission of HIV infection. Lancet II:1039–1043
9. Kind C, Gnehm HP, Seger R, Duc G (1984) Neugeborenensepsis mit Streptokokken der Gruppe B. Helv Paediat Acta 39:419–438
10. Kind C (1989) Neonatale HIV-Studie: Zwischenbericht nach zweieinhalb Jahren (abstract). Schw Med Wochenschr 119 [Suppl 29]:22
11. Peckham CS, Chin KS, Coleman JC, Henderson K, Hurley R, Preece PM (1983) Cytomegalovirusinfection in pregnancy: preliminary findings from a prospective study. Lancet I:1352–1355
12. Preece PM, Blount JM, Glover J, Fletcher GM, Peckham CS, Griffiths PD (1983) The consequences of primary cytomegalovirus infection in pregnancy. Arch Dis Childhood 58:970–975
13. Preece PM, Pearl KN, Peckham CS (1984) Congenital cytomegalovirus infection. Arch Dis Childhood 59:1120–1126
14. Remington JS, Desmonts G (1983) Toxoplasmosis. In: Remington JS, Klein JO. Infectious diseases of the fetus and newborn infant, 2nd edn. WB Saunders, Philadelphia, pp 204–213
15. Stagno S, Pass RF, Dworsky ME, Henderson RE, Moore EG, Walton PD, Alford CA (1982) Congenital cytomegalovirus infection: the relative importance of primary and recurrent maternal infection. N Engl J Med 306:945–949
16. Stürchler D, Berger R, Just M (1987) Die konnatale Toxoplasmose in der Schweiz. Schw Med Wochenschr 117:161–167

Arch Gynecol Obstet (1989) 246: S 12–S 22

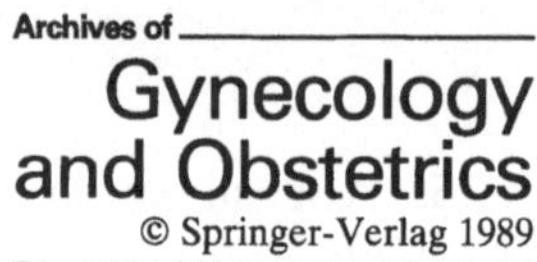
Archives of
Gynecology
and Obstetrics
© Springer-Verlag 1989

Infektionsprobleme in der Schwangerschaft. Sinnvolle Serologie und direkter Erregernachweis während der Schwangerschaft

E. E. Petersen

Universitätsfrauenklinik, Hugstetter Str. 55, D-7800 Freiburg, FRG

Einleitung

Zu den vermeidbaren Risiken während der Schwangerschaft gehören bis zu einem gewissen Grade Infektionen. Grundsätzlich kann hier unterschieden werden zwischen systemischen Infektionen, welche auf hämatogenem Wege auch das Kind erreichen können, und zwischen aszendierenden und peripartalen Infektionen, welche über die Zervix und den unteren Eipol auf die Fruchthöhle und das Kind übergehen können. Letztere sind häufiger und spielen in der zweiten Schwangerschaftshälfte oder während der Geburt die größere Rolle.

Mehr gefürchtet sind zunächst die systemischen Infektionen, da einzelne Erreger zu schweren Mißbildungen oder zu schweren Entzündungsreaktionen beim Föten mit irreversiblen Folgeschäden führen können.

Neben den verschiedenen Infektionswegen bzw. den Übertragungsarten der Erreger auf das Kind (hämatogene Infektion, aszendierende Infektion, peripartale Infektion) gibt es noch weitere Besonderheiten bei Infektionen in der Schwangerschaft. So kommt es nicht selten durch die Bremsung des Immunsystems in der Schwangerschaft zur Reaktivierung bestehender latenter Infektionen wie z. B. der Zytomegalieinfektion, die bei bis zu 10% aller Schwangeren zu beobachten ist.

Ein weiteres Problem sind persistierende Infektionen, die in der Schwangerschaft zum ersten Mal entdeckt werden und wo es dann schwer zu entscheiden ist, ob es sich um eine behandlungsbedürftige Situation handelt, wie z. B. bei der Toxoplasmose. Es ist bekannt, daß grundsätzlich Primärinfektionen mit einem sehr viel höheren Risiko für das ungeborene Kind verbunden sind, als persistierende oder reaktivierte Infektionen, wo bereits Antikörper im Blut der Mutter vorhanden sind, die die hämatogene Übertragung auf das Kind weitgehend verhindern. Nicht verhindert wird dagegen die direkte Übertragung des Erregers auf das Kind während der Geburt im Geburtskanal, wie das Beispiel der reaktivierten Zytomegalievirusinfektion zeigt, bei der es bei bis zu 10% der betroffenen Kinder zur peripartalen Zytomegalieinfektion kommt, so daß bei etwa 1% aller Neugeborenen Zytomegalieviren im Urin nachgewiesen werden können.

Transplazentare Infektionen

Die wichtigsten transplazentar übergehenden Erreger sind Viren, aber auch Bakterien und Protozoen können transplazentar das Kind erreichen. Betrachtet man die Häufigkeit der einzelnen Infektionen bei der Mutter während der Schwangerschaft und dann die Zahl der betroffenen Kinder, so ist zu erkennen, daß nach häufigen Infektionen in der Schwangerschaft nur unzureichend gefahndet wird (Tabelle 1). In Deutschland gehören serologische Untersuchungen für Röteln und Lues in das Mutterschaftspflichtprogramm. Die hiervon betroffenen Kinder machen aber weniger als ein Viertel der hämatogen infizierten Kinder aus. Sehr viel häufiger ist die Toxoplasmose, die bei uns bisher als fakultative Untersuchung bei entsprechendem Risiko durchgeführt werden kann.

Die Tabelle zeigt aber gleich das besondere Problem, welches mit der Toxoplasmosediagnostik in der Schwangerschaft verbunden ist. Wegen des chronischen Verlaufes einer Toxoplasmoseinfektion persistiert die floride Infektion in der Regel über Monate bis Jahre. In unserem eigenen Untersuchungsgut fanden wir eine floride Toxoplasmose bei knapp 3% aller Schwange-

Tabelle 1. Infektionen in der Schwangerschaft

Infektion Häufigkeit in der SS		Zahl der Fälle bei 600000 SS	Betroffene Kinder		Therapie
Röteln[a]	0,1%	600	20% =	120[b]	Keine
Lues[a]	0,01%	60	80% =	48[b]	Antibiotika
HIV	0,05%	300	33% =	100[b]	Keine
Zytomegalie					
primäre	ca. 0,3%	1800	20% =	360[b]	Keine
Toxoplasmose					
floride	3%	18000			
primäre	0,5%	3000	20% =	600[b]	Antibiotika
Streptokokken					
Gruppe B	10%	60000	1% =	600[c]	Antibiotika
Chlamydien	4%	24000	20% =	4800[c]	Antibiotika
Aminkolpitis	10%	60000	5% =	3000[c]	Antibiotika
Gonorrhoe	0,1%	600	50% =	300[c]	Antibiotika
Hepatitis B					
HBs-Carrier	0,8%	4800	15% =	720[c]	Impfung des Neugeborenen
Zytomegalie					
reaktivierte	10%	60000	10% =	6000[c]	Keine

[a] Pflichtuntersuchungen Mutterschaftsvorsorge; [b] transplazentare Infektion: ca. 1228 Fälle; [c] peripartale Infektion oder Frühgeburtlichkeit: ca. 15000 Fälle

ren. Hochgerechnet auf die Bundesrepublik mit 600 000 Schwangerschaften pro Jahr sind das 18 000 Schwangerschaften.

Nun wissen wir aber, daß nur die primäre Infektion in der Schwangerschaft mit einem Infektionsrisiko für das Kind verbunden ist. Aufgrund verschiedener Untersuchungen nimmt man an, daß es bei 0,5% aller Schwangeren zu einer Erstinfektion mit Toxoplasmose während der Schwangerschaft kommt. Dies wären dann 3000 primäre Toxoplasmoseinfektionen in der Schwangerschaft pro Jahr in Deutschland. Nur diese müßten antibiotisch behandelt und entsprechend kontrolliert werden, ob es nicht trotz Therapie zu einer Schädigung des Kindes gekommen ist. Das Problem ist aber, daß bei der ersten serologischen Untersuchung erst während der Schwangerschaft es aus den zu erhebenden Daten oft nicht eindeutig zu erkennen ist, ob die Toxoplasmoseinfektion erst kürzlich erfolgte oder schon bereits vor der Schwangerschaft bestanden hat.

Ein weiteres Problem bei der Fahndung nach transplazentar erfolgenden Infektionen ist die Frage, ob therapeutische Möglichkeiten bestehen. Dies trifft auf durch Bakterien und Protozoen verursachte Infektionen zu, nicht aber auf Virusinfektionen. Bei den Virusinfektionen stellen die Ringelröteln insofern eine Ausnahme dar, als hier möglicherweise durch Bluttransfusionen die mit einer Anämie einhergehende Krankheitsphase beim Kind überbrückt werden kann und somit Schäden verhindert werden können. Genauere Daten hierzu sind jedoch noch nicht bekannt. Eine entsprechende Multicenterstudie unter der Leitung des Max-von-Pettenkofer-Institutes in München ist begonnen worden.

Kurzbeschreibung wichtiger hämatogener Infektionen

Röteln

Die Rötelnvirusinfektion ist die gefürchtetste Komplikation in der Frühschwangerschaft, da dieses Virus wie kein anderes in einem hohen Prozentsatz zu einer irreversiblen Schädigung des Kindes führt. Wegen eines Mißbildungsrisikos zwischen 60 und 15% in den ersten drei Monaten wird bei nachgewiesener Rötelninfektion in dieser Zeit einem Schwangerschaftsabbruch zugestimmt.

Ein sicherer Ausschluß einer im ersten Trimenon durchgemachten Rötelninfektion ist auch durch Nabelschnurpunktion bis heute leider nicht möglich. Für die Diagnostik der mütterlichen Röteln stehen inzwischen eine Vielzahl von serologischen Tests zur Verfügung. Als Problem bleibt aber die Unsicherheit des Schutzes bei niedrigem Titer. Zum Teil ist es ein methodisches Problem des Antikörpernachweises im niedrigen Titerbereich, zum anderen aber kann es in diesen Fällen zu einer Reinfektion mit Titeranstieg kommen. Das Risiko für das Kind dürfte hier aber nur gering sein. Genaue Zahlen über die Höhe des Risikos liegen jedoch nicht vor.

Erstaunlicherweise ist aber auch heute trotz aller Möglichkeiten der Impfung, der Titerbestimmung und der Kostenübernahme durch die Kassen das Problem „Rötelninfektion in der Schwangerschaft" noch nicht gelöst, so daß immer wieder Rötelninfektionen in der Schwangerschaft zu beobachten sind.

Ringelröteln

Diese Infektion, deren Erreger man bis vor kurzem nicht kannte, wurde zunächst als harmlose Infektion gewertet, die es von „echten" Röteln serologisch abzugrenzen galt. Inzwischen ist aber bekannt, daß das Ringelrötelnvirus (Parvovirus B 19) selektiv das Knochenmark befällt und zu einer Anämie beim Föten führen kann. Genaue Zahlen hierzu sind noch nicht bekannt. Man nimmt an, daß es bei bis zu 20% der betroffenen Schwangeren zu einem Hydrops mit Absterben des Föten kommt. Wird er mit der Virusinfektion fertig, so sind bislang keine bleibenden Schäden beim Kind beschrieben worden.

Durch frühzeitige Diagnostik, die bislang nur in ganz wenigen Zentren möglich ist, und durch intrauterine Bluttransfusion wird man wahrscheinlich einen Teil dieser Kinder in Zukunft retten können. Ob die rechtzeitige Verabreichung eines normalen Standardimmunglobulins bei Kontakt der Schwangeren die Infektion bei ihr verhindern kann, ist bislang nicht untersucht und daher auch nicht bekannt.

HIV

Auch diese Infektion stellt ein neues Problem in der Geburtshilfe dar. Nach neuesten Ergebnissen sind etwa 30% der Kinder von HIV-positiven Frauen mit diesem Virus infiziert. Eine Beschleunigung der Erkrankung durch die Schwangerschaft wird nur in Einzelfällen beobachtet.

Zytomegalieinfektion

Sie ist die häufigste Virusinfektion in der Schwangerschaft. Mit einer floriden Zytomegalievirusinfektion (CMV) ist bei bis zu 10% aller Schwangerschaften zu rechnen. In den meisten Fällen handelt es sich dabei um eine reaktivierte CMV-Infektion mit einem Schädigungsrisiko unter 1%. Lediglich bei der primären Zytomegalieinfektion besteht ein Schädigungsrisiko von bis zu 10%, wobei das Infektionsrisiko aber höher liegt. Die Höhe des Schädigungsrisikos beim Kind wird immer noch unterschiedlich beurteilt. So finden sich in der Literatur Werte zwischen 5 und 20%. Während die einen das Risiko etwas überschätzen, wird es von anderen für wesentlich niedriger angesehen. Wegen der fehlenden therapeutischen Möglichkeiten sollte aber eine unnötige Dramatisierung des Problems bei Schwangeren vermieden werden. Mikrozephalie, zerebrale Retardierung, können als Dauerschäden auftreten. Im zweiten und dritten Trimenon kann es zu einer floriden Infektion des Föten kommen mit Hepatosplenomegalie, welche im Ultraschall zunehmend erkannt wird. Die Durchführung einer Sectio in diesen Fällen ist hierbei die falsche Entscheidung.

Zur Unterscheidung, ob es sich um eine primäre Zytomegalieinfektion oder nur um eine reaktivierte handelt, ist die Kenntnis des Immunstatus vor der Schwangerschaft wichtig. Die Floridität der Infektion wird durch den IgM-Antikörpernachweis erbracht. Wiederholte Kontrollen in der Schwangerschaft bei nachgewiesener Reaktivierung sind m.E. unnötig. Es ist schon lange bekannt, daß 1% aller Neugeborenen peripartal mit dem Zytomegalievirus infiziert werden, wahrscheinlich als Folge der reaktivierten Zytomegalieinfektion der Mutter. Prophylaktische Maßnahmen sind bisher nicht bekannt. Die Prognose der Infektion ist aber gut.

Hepatitis B

Die primäre Hepatitis-B-Infektion in der Schwangerschaft ist ein seltenes Ereignis. Mißbildungen hierdurch sind nicht beschrieben worden, aber die Mehrzahl der Kinder wird hierdurch zum chronischen Antigenträger mit allen seinen Spätfolgen. Sehr viel häufiger ist die Übertragung des Hepatitis-B-Virus während der Geburt von HBs-positiven Müttern, welche zwischen 0,5 und 4% aller Schwangeren ausmachen. Das Screening auf HBs Carrierstatus wird zunehmend, insbesondere bei entsprechendem Risiko in der Schwangerschaft, vorgenommen. Durch Impfung (aktiv und passiv) des Neugeborenen kann das Angehen der Infektion beim Neugeborenen weitgehend verhindert werden.

Listeriose

Sie wird verursacht durch kleine, grampositive Stäbchenbakterien, welche in der Regel durch Milch und Milchprodukte (Käse) übertragen werden. Die Infektion kann asymptomatisch oder als grippaler Infekt mit rezidivierenden Fieberschüben ablaufen. Wird die Diagnose nicht gestellt, so kommt es in der Mehrzahl der Fälle zum Absterben der Frucht in utero, einem fieberhaften Abort, einer Frühgeburt und, der schwersten Form beim Kind, der Granulomatosis infantiseptica mit einer hohen Letalität. Die Diagnose erfolgt nur über den Erregernachweis, in der Regel im Blut bzw. nach Eröffnung der Fruchtblase auch im Fruchtwasser, und natürlich beim Kind. Die Serologie ist hierzu ungeeignet.

Die beste Prophylaxe ist die Vermeidung nicht pasteurisierter Milch und Käsesorten aus nicht pasteurisierter Milch. Bei Weich- und Schimmelkäse ist die Vermeidung des Verzehrs der Käserinde ratsam, da diese eher kontamiert ist (kontamierter Herstellungsbereich), als das Innere des Käses.

Toxoplasmose

Wie die Abbildung 1 zeigt, gehört sie zu den häufigsten Infektionen, die auf das Kind übergehen können.

Sie wird verursacht durch das Protozoon Toxoplasma gondii und verläuft bei der Hälfte der Betroffenen asymptomatisch. Sie neigt zu einem chronischen Krankheitsverlauf mit Lymphknotenschwellung, Müdigkeit, Schwäche und subfebrilen Temperaturen. Wenn die Infektion erst während der Schwangerschaft erfolgt, kann der Erreger auf das Kind übergehen und hier zu schweren,

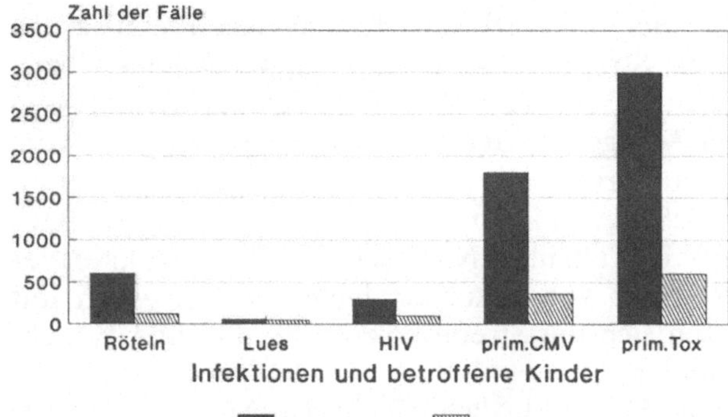

Abb. 1. Peripartale Infektionen. Häufigkeit und Zahl der betroffenen Kinder bei 600 000 Schwangerschaften

irreparablen Schäden (Hydrozephalus) führen. Durch die rechtzeitige Antibiotikatherapie kann das Schädigungsrisiko deutlich gesenkt werden.

Die Übertragung erfolgt durch rohes Fleisch, in der Mehrzahl der Fälle aber ohne erkennbares Risiko durch Aufnahme von infiziertem Katzenkot, in dem sich die infektionsfähigen Oozyten befinden. Die Diagnose erfolgt serologisch. Wegen des langen, chronischen Verlaufes ist die Bestimmung des Infektionsbeginnes auch mit aufwendigen serologischen Methoden (KBR, IFT, IgM-IFT, IgM-ISAGA, indirekter Hämagglutinationstest und Western blot) nur bedingt möglich.

Aszendierende und peripartale Infektionen

Streptokokken der Gruppe B

Von der Vielzahl der Erreger sind vier Keimarten bzw. Keimstörungen besonders häufig, wie die Abbildung 2 zeigt. Dabei ist die Besiedlung der Vagina mit Streptokokken der Gruppe B die häufigste Störung. Bei 10 bis 20 oder mehr Prozent aller Schwangeren lassen sich Streptokokken der Gruppe B aus der Vagina in unterschiedlicher Konzentration nachweisen. Nimmt man eine Häufigkeit von nur 10% an, so sind bei 600 000 Schwangerschaften 60 000 Schwan-

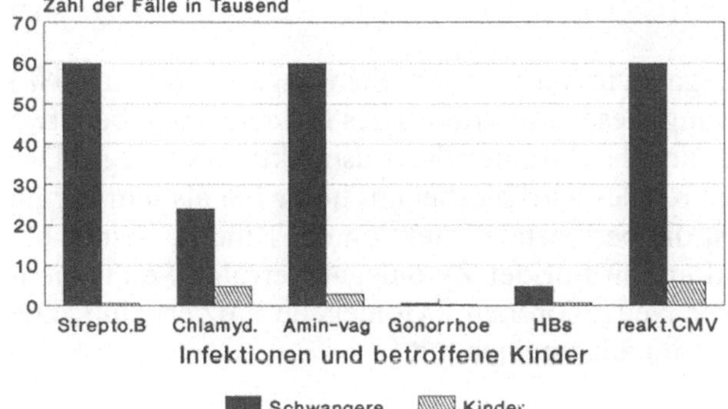

Abb. 2. Hämatogene Infektionen in der Gravidität. Häufigkeit und Zahl der betroffenen Kinder bei 600 000 Schwangerschaften

gerschaften hiervon betroffen. Bei etwa 1% der Kinder von kolonisierten Müttern ist mit einer schweren Streptokokken der Gruppe B Sepsis bzw. Pneumonie beim Neugeborenen zu rechnen. Dabei hängt das Risiko vom Reifegrad des Kindes, von der Menge der übertragenen Streptokokken, vom Antikörpertiter der Mutter, vom Serotyp der Bakterien und vielem anderem ab, was wir im einzelnen noch nicht genau kennen. Zuverlässige Prognosefaktoren sind bis heute nicht bekannt. Der alleinige Nachweis der Streptokokken der Gruppe B in der Vagina ist daher von untergeordnetem Wert. Auch mit längerer Penicillintherapie lassen sich die Streptokokken der Gruppe B nicht vollständig aus der Vagina eliminieren.

Bei Risikoschwangerschaften (Frühgeburtlichkeit, in der Anamnese Infektion oder Tod eines Kindes durch Streptokokken der Gruppe B, vorzeitigem Blasensprung etc.) kann eine Ampicillinprophylaxe während der Geburt durchgeführt werden. Sorgfältige Nachbeobachtung des Kindes und frühzeitige Antibiotikatherapie sind die wichtigsten Maßnahmen zur Senkung der Streptokokken-B-bedingten Neugeborenensepsis.

Neben den Streptokokken der Gruppe B sind weiterhin Enterobacteriaceen und hier besonders häufig E. coli die Hauptverursacher einer Neugeborenensepsis.

Aminkolpitis/bakterielle Vaginose/gestörte Vaginalflora

Die Beteiligung bestimmter Vaginalkeime beim vorzeitigen Blasensprung und der Frühgeburt wird in neueren Arbeiten zunehmend bestätigt. Eine stärkere Beachtung der Vaginalflora während der Schwangerschaft und eine frühzeitige Behandlung ist daher dringend zu empfehlen. In vielen Fällen genügt bereits die Ansäuerung des Vaginalmilieus mit Milchsäurepräparaten. In hartnäckigen Fällen ist auch die lokale Applikation von Metronidazol oder Ornidazol gerechtfertigt. Auch Streptokokken der Gruppe B und andere fakultativ pathogene Keime in einer überwiegenden aus Laktobazillen bestehenden Vaginalflora liegen meist nur in niedriger Keimzahl vor, so daß das Risiko für eine Infektion hierdurch im allgemeinen gering ist.

Zytomegalie

Bei bis zu 20% der Zytomegalievirus-infizierten Schwangeren (etwa 50%) kommt es zu einer Reaktivierung dieser Infektion. Dies bedeutet, daß bei etwa 10% aller Schwangeren eine floride Zytomegalievirusinfektion vorliegt. Das Risiko für eine Schädigung des Kindes wird hierbei mit unter 1% als sehr gering angesehen. Häufig dagegen ist die peripartale Infektion des Kindes, welche bei etwa 10% der Schwangerschaften mit florider Zytomegalie erfolgt. Seit langem ist bekannt, daß etwa 1% aller Neugeborenen Zytomegalie infiziert sind. Die Prognose der Kinder hierbei ist im allgemeinen gut.

Chlamydieninfektion

Ein bisher zu wenig beachtetes Problem ist die Chlamydieninfektion des Neugeborenen während der Geburt. Nach unseren eigenen Untersuchungen und aus den Angaben in der Literatur weisen etwa 4% aller Schwangeren eine Chlamydienzervizitis auf. Dies bedeutet 24000 Schwangere pro Jahr in Deutschland, bei denen eine Chlamydienzervizitis vorliegt. Nimmt man nur eine 20%ige Infektionsrate beim Kind an, so sind es 4800 Kinder pro Jahr, welche unbemerkt mit Chlamydien infiziert werden (Tabelle 1). Bei den Chlamydien handelt es sich um eine chronische Infektion, welche sich intrazellulär abspielt und sich bei einer geringen Symptomatik langsam ausbreitet und nicht selten zu schweren Folgeschäden führen kann.

Die Chlamydieninfektion mit Chlamydia trachomatis Serogruppe D–K ist heute die häufigste sexuell übertragene Infektion. Sie ist die häufigste Ursache der infektionsbedingten Sterilität und auch der Eileiterschwangerschaften. Sie führt weiter zur Spätendometritis im Wochenbett 4 Wochen post partum und zur Sterilität nach der ersten Schwangerschaft.

Die Übertragung der Chlamydien bei Zervizitis während der Geburt erfolgt besonders häufig auf die Augen der Kinder, die in bis zu 40% eine Konjunktivitis entwickeln. Die in vielen Kliniken noch benutzte Credé-Prophylaxe zur Verhinderung einer Gonokokkeninfektion des Neugeborenen verhindert nicht die Chlamydieninfektion des Auges. Schwerwiegender als die Konjunktivitis durch Chlamydia trachomatis ist die Chlamydienpneumonie des Neugeborenen, welche bei etwa 20% der exponierten Kinder erfolgt und welche wegen ihrer Symptomarmut nur selten erkannt wird. Pulmonale Folgeschäden werden bei diesen Kindern gesehen.

Hepatitis-B-Infektion

Etwa 0,8% der Schwangeren sind chronische HBs-Carrier. Dies sind bei 600000 Schwangerschaften 4800 Schwangere. Das Übertragungsrisiko auf das Kind ist gering. Nimmt man ein 15%iges Übertragungsrisiko an, so sind es immerhin 720 Neugeborene, welche peripartal mit dem Hepatitis B Virus infiziert werden und zu chronischen Virusträgern werden. Um dies zu vermeiden, wird empfohlen, in Risikogruppen nach der HBs-Ausscheidung zu fahnden und die Kinder der betroffenen Mütter unmittelbar nach der Geburt passiv und aktiv gegen Hepatitis B zu impfen.

Gonorrhoe

Die Gonorrhoe ist in der Schwangerschaft inzwischen ein seltenes Ereignis. Der Prozentsatz der infizierten Kinder bei Spontangeburt ist jedoch hoch, so daß die Zahl der betroffenen Kinder in Deutschland noch immerhin auf etwa 300 zu veranschlagen ist. Dies bedeutet, daß die Credé-Prophylaxe nicht ersatzlos gestrichen werden darf. Falls keine Augenprophylaxe mehr durchgeführt wird, so muß sichergestellt sein, z.B. durch einen kulturellen Abstrich während der Schwangerschaft bzw. kurz vor der Entbindung, daß sich keine Gonokokken im Geburtskanal befinden.

Welche diagnostischen, prophylaktischen und therapeutischen Maßnahmen sind heute in der Schwangerschaft sinnvoll?

Röteln

Wegen der hohen Schädigungsrate im ersten Trimenon ist der sichere Ausschluß einer Rötelninfektion in dieser Zeit notwendig. Bei Röteln-negativen Schwangeren ist bei nachgewiesenem Kontakt die sofortige Verabreichung von 15 ml Röteln-Hyperimmunglobulin sinnvoll. Jede Röteln-negative Frau muß zwischen der 14. und der 16. SSW kontrolliert werden, ob nicht in der Zwischenzeit unbemerkt eine Rötelninfektion abgelaufen ist.

Zytomegalie

Da es keine Therapie für die Zytomegalievirusinfektion gibt, ist die einzige mögliche Konsequenz der Schwangerschaftsabbruch bei nachweislich hohem Schädigungsrisiko für das Kind. Dies besteht aber allenfalls für die primäre Zytomegalievirusinfektion im ersten Trimenon mit etwa 10%. Eventuell kann in diesen Fällen durch Fruchtwasserpunktion und Virusanzüchtung das Risiko für das betroffene Kind besser abgeschätzt werden. Allerdings fehlen hierzu bis heute noch aussagefähige Untersuchungsergebnisse. Wiederholte Kontrollen bei reaktivierter Zytomegalie sind ohne Wert.

Toxoplasmose

Bei nachgewiesener Toxoplasmoseinfektion in der Schwangerschaft wird zur Antibiotikatherapie (im ersten Trimenon Spiramycin 2 g/die, später auch Pyrimethamin 25 mg + Sulfonamid 0,5 g/die) über mindestens 4 Wochen geraten. Da das Infektionsrisiko für den Embryo bzw. Föten in der Frühschwangerschaft gering ist, das Schädigungsrisiko bei erfolgter Infektion jedoch hoch, wird es in Zukunft zunehmend möglich sein, bei nachgewiesener Primärinfektion in der Frühschwangerschaft eine Nabelschnurpunktion um die 20. Woche herum durchzuführen, um eine kindliche Infektion nachzuweisen oder auszuschließen. Bei nachgewiesener Infektion in der Frühschwangerschaft kann die Möglichkeit einer Schwangerschaftsunterbrechung besprochen werden oder die Therapie durch plazentagängige Präparate (Pyrimethamin + Sulfonamid) ergänzt und verlängert werden. Da man bei etwa 0,5% aller Schwangeren mit einer Toxoplasmoseprimärinfektion in der Schwangerschaft rechnen muß, könnte man bei denjenigen Schwangeren, die zu Beginn der Schwangerschaft keine Toxoplasmoseimmunität besitzen, z.B. in der 10., 20. und 30. Schwangerschaftswoche, eine serologische Titerkontrolle durchführen, wobei dies nur ein Kompromiß sein kann, da zu frühzeitigerer Erkennung häufiger nach einer Toxoplasmoseinfektion gefahndet werden sollte, aber dies aus Kostengründen wohl nicht möglich ist. Außerdem benötigen wir mehr Daten zur Epidemiologie der Toxoplasmose bei uns, um eine bessere Abschätzung des tatsächlichen Risikos vornehmen zu können.

HIV-Infektion

Falls sich die Patientin nach ausführlicher Beratung zur Austragung der Schwangerschaft entschließt, werden engmaschige und intensive Kontrollen mit Bestimmung des Immunstatus und einer ausführlichen Serologie – falls noch nicht früher geschehen – empfohlen. Die Betreuung in speziellen Zentren erscheint ratsam.

Chlamydieninfektion

Wegen der nicht unbeträchtlichen Inzidenz bei Schwangeren (4%) und des hohen Übertragungsrisikos auf das Neugeborene mit Folgeschäden erscheint das generelle Screening aller Schwangeren auf Chlamydien gerechtfertigt. Natürlich ließe sich durch Umstellung der Credé-Prophylaxe auf eine Tetrazyclinsalbe die Chlamydien-bedingte Konjunktivitis des Neugeborenen weitgehend vermeiden. Schwerwiegender wegen der Folgeschäden ist aber die Chlamydien-bedingte Pneumonie, welche hierbei nicht verhindert werden würde. Außerdem stellt das konsequente Screening auf Chlamydien in der Schwangerschaft eine gute Untersuchung zur Erkennung der Chlamydien in der Bevölkerung dar.

Eine konsequente Therapie der Chlamydieninfektion während der Schwangerschaft würde auch das postpartale Aszensionsrisiko für die Mutter und damit eine mögliche sekundäre Sterilität nach der ersten Schwangerschaft verhindern. Durch gleichzeitige Partnertherapie würde die Gesamtzahl der Chlamydieninfektionen in der Bevölkerung zusätzlich reduziert.

Mikroskopische Beurteilung der Vaginalflora

Diese gehört zur normalen Betreuung während der Schwangerschaft. Nachdem bei Frauen mit gestörter Vaginalflora Frühgeburten häufiger sind und postpartale Infektionen (Endometritis, infizierte Episiotomiewunde, Ovarialvenenthrombose etc.) vermehrt auftreten, ist eine rechtzeitige Therapie zur Normalisierung dringend anzuraten.

Eine Zusammenfassung stellt die Tabelle 2 dar. In ihr sind die Vorschläge zum serologischen Screening und zum Erregernachweis vor und während einer normalen, unauffälligen Schwangerschaft zusammengefaßt. Bei Infektionsverdacht sind selbstverständlich zusätzliche Untersuchungen durchzuführen.

Tabelle 2. Infektionsprophylaxe in der Schwangerschaft. Serologisches und Erreger-Screening

	Serologie	Direkter Erregernachweis
Vor Gravidität	– Röteln – Toxoplasmose – HIV – Zytomegalie	– Vag. Flora mikroskopisch
I. Trimenon	– Röteln (wenn neg. oder unbekannt) – Toxoplasmose (wenn neg. oder unbekannt) – HIV – Zytomegalie	– Vag. Flora mikroskopisch – Chlamydien
II. Trimenon	– Toxoplasmose (wenn neg.) – Röteln (wenn neg., Kontrolle 16. SSW) – Zytomegalie (wenn neg.)	– Vag. Flora mikroskopisch
III. Trimenon	– Toxoplasmose (wenn neg.) – HBs-Screening	– Vag. Flora – bakt. Kultur (Go, Strepto B)

Bei Ringelrötelnverdacht spezielle Serologie, bei Fieber Blutkulturen und frühzeit Ampicillintherapie (Listeriose)

Literatur

Bulling E, Schönberg A, Seeliger HP (1988) Infektionen mit Listeria monocytogenes. Dt Ärztebl 85:B957–B959

Daffos F, Forestier F, Capella-Pavlovsky M (1988) Prenatal management of 746 pregnancies at risk for congenital toxoplasmosis. N Engl J Med 318:271–275

Deinhardt F, Roggendorf M, Maass F (1988) Parvovirus-B19 Infektionen in der Schwangerschaft. Dt. Ärztebl 85:B-2430

Doerr HW (1989) Prä- und perinatale Zytomegalievirusinfektionen. Diagn Lab 39:26–30

Enders G (1988) Infektionen und Impfungen in der Schwangerschaft. Urban & Schwarzenberg, München Wien Baltimore

Fischbach F, Kolben M, Thurmayr R, Hafter R, Sedlaczek E, Zieglmeier M, Preisl G, Weindler J, Graeff H (1988) Genitale Infektionen und Schwangerschaftsverlauf: Eine prospektive Studie. Geburtsh Frauenheilkd 48:469–478

Janitschke K (1989) Toxoplasmose: Diagnostik im Rahmen der Mutterschaftsvorsorge. Diagn Lab 39:22–25

Jilg W, Deinhardt F (1988) Schutzimpfung gegen Hepatitis B. Dt Ärztebl 85:B791–B798

Koppe JG, Loewer-Sieger DH, de Roever-Bonnet H (1986) Results of 20-year follow-up of congenital toxoplasmosis. Lancet I:254–255

Martius J, Krohn MA, Hillier L, Stamm WE, Holmes KK, Eschenbach DA (1988) Relationships of vaginal lactobacillus species, cervical chlamydia trachomatis and bacterial vaginosis to preterm birth. Obstet Gynecol 71:89

Petersen EE (1988) Infektionen in Gynäkologie und Geburtshilfe. Thieme, Stuttgart New York

Remington JS, Klein JO (eds) (1988) Infectious disease of the fetus and the newborn infant, 2nd edn. Saunders, Philadelphia

Schwarz TF, Roggendorf M, Deinhardt F (1987) Die Infektion mit dem Erreger der Ringelröteln (Humanes Parvovirus B19) und ihr Einfluß auf die Schwangerschaft. Dt Ärztebl 49:3365–3368

Stück B, Buchow H (1989) Prä- und perinatale HIV-Infektionen. Diagn Lab 39:9–14

Thompson SE, Washington AE (1983) Epidemiology of sexually transmitted chlamydia trachomatis infections. Epidemiol Rev 5:96–123

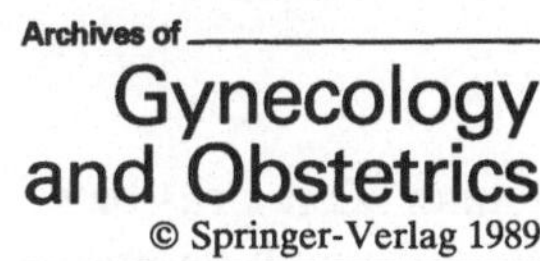
Archives of
Gynecology
and Obstetrics
© Springer-Verlag 1989

Das klinische Management des vorzeitigen Blasensprunges

Th. Gyr and H. Schneider

Universitätsfrauenklinik Bern, Schanzeneckstraße 1, CH-3012 Bern, Schweiz

Zusammenfassung

Das diagnostische und therapeutische Vorgehen von 98 Geburtshelfern in der Praxis bzw. an Frauenkliniken in der Schweiz beim vorzeitigen Blasensprung wurde anhand eines Fragebogens erfaßt. Die Ergebnisse werden mit Empfehlungen aus der Literatur verglichen. Diagnostische Maßnahmen, intrauterine Verlegung, Lungenreifungsinduktion, Tokolyse und Antibiotikagabe werden diskutiert.

Key words: Fetal membranes – Premature rupture – Diagnosis – Treatment

Einleitung

Der vorzeitige Blasensprung (VBS), d. h. Fruchtwasserabgang vor Einsetzen regelmäßiger Wehentätigkeit ist häufig das klinische Leitsymptom, welches eine Schwangere mit drohender Frühgeburt bzw. drohendem intrauterinem Infekt zum Arzt führt. Etwa ein Drittel aller Frühgeburten und 10% aller Termingeburten folgen einem VBS (Kaltreider 1980). 10% aller perinatalen Todesfälle treten im Anschluß an einen VBS auf (Naeye 1977, Daikoku 1981). Die perinatale Morbidität und Mortalität nach VBS nimmt mit zunehmendem Gestationsalter ab (Schutte 1983). Während bei den kleinen Frühgeborenen die Komplikationen der fetalen Unreife im Vordergrund stehen, sind bei den Termingeborenen perinatale Infekte für die erhöhte Morbidität und Mortalität verantwortlich. Das Management des VBS richtet sich deshalb nach dem Gestationsalter. Bei frühem Gestationsalter konzentrieren sich die Bemühungen auf eine Verlängerung der Latenzzeit bis zur Geburt sowie auf eine Beschleunigung der fetalen Reife, während bei Termingeburten die möglichst spontane Wehenentwicklung im Vordergrund steht. Die Verhütung bzw. das Erkennen eines intrauterinen Infektes ist dabei unabhängig vom Gestationsalter von großer Wichtigkeit. Auch für die Langzeitprognose der Kinder wird in letzter Zeit prä- bzw. intrapartalen Infektionen mit oder ohne VBS vermehrt Bedeutung beigemessen (Bejar 1988, Hardt 1985). Die Wurzeln einer gestörten Kindsentwicklung liegen oft vor der Geburt oder dem Einsetzen der Wehentätigkeit. Die Maßnahmen zur Erkennung und Behandlung der fetalen Unreife und des drohenden intrauterinen Infektes sind in der Schweiz wie auch in anderen Ländern (Capeless 1987) uneinheitlich. Als Grundlage für diesen Beitrag wurde ein Fragebogen zur Erfassung des Ist-Zustandes in der Schweiz entworfen und an verschiedene Geburtshelfer in der Praxis bzw. an schweizerischen Frauenkliniken gesandt. Anhand der eingegangenen Antworten wird versucht, einzelne kontroverse Punkte, welche vor allem den VBS in der Frühgeburtsphase betreffen, zu diskutieren.

Die Fragebogen wurden an insgesamt 144 Frauenärzte in Praxis und Spital geschickt. Es wurden Spitäler mit einem Chefarzt und jeder zehnte frei praktizierende Geburtshelfer angeschrieben. 108 Fragebogen wurden retourniert. Davon konnten 98 ausgewertet werden. 10 Kollegen praktizieren entweder keine Geburtshilfe oder sie werden mit dem Problem zu wenig konfrontiert.

36 Fragebogen wurden aus einem Regionalspital, 25 aus einem Bezirksspital, 18 aus einem Belegspital, 16 aus einem Kantonsspital und 3 aus einer Universitätsfrauenklinik retourniert (Tabelle 1). 25 Spitäler verfügen über eine Neonatologie, wobei abgesehen von einer Klinik zwischen neonatologischer Abteilung mit oder ohne Intensivpflegestation nicht differenziert wurde. In 65% der Spitäler werden weniger als 500 Geburten, in 22% zwischen 500 und 1000 Geburten und in 13% über 1000 Geburten pro Jahr betreut (Tabelle 2).

Tabelle 1. Umfrage Geburtshilfe Schweiz. Verteilung der beantworteten Fragebögen

	n	Neonatologie
Belegspital	18	7
Bezirksspital	25	2
Regionalspital	36	4
Kantonsspital	16	9
Universitätsspital	3	3
Total	98	25

Tabelle 2. Umfrage Geburtshilfe Schweiz. Anzahl betreuter Geburten pro Jahr

Geburten pro Jahr				$n = 96$
	< 200	< 500	< 1000	> 1000
Belegspital	8	3	6	1
Bezirksspital	12	13		
Regionalspital	4	16	12	2
Kantonsspital		6	3	7
Universitätsspital				3
Total	24	38	21	13

Für das diagnostische und therapeutische Vorgehen bei VBS ist praktisch bei allen Geburtshelfern das Gestationsalter von entscheidender Bedeutung. Die meisten differenzieren zwischen VBS vor 34–35 Schwangerschaftswochen (SSW) und VBS zu einem späteren Zeitpunkt, wobei die Grenzen allerdings fließend sind (24–38 SSW).

Diagnostik und Überwachung

Vaginale Untersuchung

67% der schweizerischen Geburtshelfer führen bei VBS in der Frühgeburtsphase eine digitale Vaginaluntersuchung durch während 31% darauf verzichten und 2% von Fall zu Fall entscheiden. Bei seiner Untersuchung über den Einfluß des VBS auf die neonatale Morbidität und Mortalität fand Schutte, daß die neonatale Mortalität bei mehr als 24 Stunden zurückliegendem Blasensprung bei Frühgeburten geringer und bei Termingeburten höher war als nach Blasensprung von weniger als 24 Stunden (Schutte 1983). Während bei den kleinen Frühgeborenen das durch Unreife bedingte Risiko im Vordergrund stand, verschob sich dies mit zunehmendem Gestationsalter zugunsten des Infektrisikos. Unabhängig vom Gestationsalter stieg bei mehr als 24 Stunden zurückliegendem Blasensprung die neonatale Morbidität und Mortalität signifikant, falls eine digitale Vaginaluntersuchung mehr als 24 Stunden vor der Geburt durchgeführt worden war. Das neonatale Infektrisiko korrelierte nicht mit dem Zeitintervall Blasensprung–Geburt, sondern vielmehr mit dem Zeitintervall digitale Vaginaluntersuchung–Geburt. Angesichts des erhöhten Infektrisikos sollte die digitale Untersuchung unterlassen und durch eine Spekulumuntersuchung ersetzt werden, zumal die erhobenen Befunde vergleichbar sind und die Zusatzinformation des digital erhobenen Befundes keinen Einfluß auf das geburtshilfliche Management hat (Munson 1985). Die Spekulumeinstellung der Zervix dient 1. der Sicherung des Blasensprunges, 2. der klinischen Diagnose des Amnioninfektsyndromes (AIS), 3. dem Erregernachweis, 4. der Fruchtwassergewinnung für die biochemische Bestimmung der fetalen Lungenreife. Fruchtwasserabgang, eventuell nach Press-, bzw. Hustenversuch kann direkt beobachtet werden mit Beurteilung von Menge, Farbe und Geruch des abgehenden Fruchtwassers. Es können Abstriche für Grampräparat und bakteriologische Untersuchungen gewonnen werden wobei das Grampräparat die rasche Identifikation grampositiver Kokken erlaubt. Die Sensitivität des vaginalen Grampräparates in der Diagnose der Gruppe B Streptokokken wird mit 38%–100%, die Spezivität mit 67% angegeben (Feld 1987, Sandy 1988). Das Sammeln von Fruchtwasser erlaubt die zuverlässige Bestimmung von Lecithin/Sphingomyelin Ratio bzw. von Phosphatidylglycerol (Brame 1983, Shaver 1987) und erspart die invasive Amniozentese.

Cardiotokogramm

96% der schweizerischen Geburtshelfer führen ein Cardiotokogramm (CTG) durch. Bei der Interpretation des CTG ist zu berücksichtigen, daß bei Anwendung von Kriterien für Terminschwangerschaften falsch pathologische „nicht reaktive" Nonstreßtests, eventuell mit durch Unreife bedingte Herzfrequenzdezelerationen auftreten können. Bei einer Anpassung der Reaktivitätskriterien durch Reduktion der für Akzelerationen geforderten Herzfrequenzänderungen von 15 Schläge/min. auf 10 Schläge/min. und vor allem durch eine Verlängerung der Beobachtungszeit von 30 Min. auf 60 bis 90 Min. treten in einem gesunden Kollektiv von Schwangeren vor 32 SSW bei bis zu 100% reaktive CTG-Muster auf (Castillo 1989).

Ultraschall

Eine Ultraschalluntersuchung wird von 98% der Geburtshelfer zur Evaluation und Überwachung von Schwangeren mit VBS vorgenommen. Neben den üblichen sonografischen Parametern scheinen Fruchtwassermenge und fetale Aktivitäten eine prognostische Bedeutung bei VBS zu haben. Vintzileos et al. führten Fruchtwassermessungen anhand der größten vertikal gemessenen Depots durch und unterteilten sie in 3 Gruppen von < 1 cm, 1–2 cm und > 2 cm. Die Inzidenz von schweren variablen Dezelerationen (63% vs. 17%), tiefem Apgar-score nach 5 Min. (68% vs. 11%) und mütterlichen oder neonatalen Infektionen (68% vs. 11%) waren in der Gruppe mit Fruchtwasserdepots von < 1 cm signifikant höher wie in der Gruppe mit Depots von > 2 cm (Vintzileos 1985). Die Aussagekraft des Ultraschalls in der Diagnose des Amnioninfektes ist außerdem vergleichbar mit der Amniozentese (Vintzileos 1986). Goldstein beschrieb fetale Aktivitäten, Körperbewegungen und Atemaktivitäten bei Schwangeren mit vorzeitigem Blasensprung und verglich sie mit Kulturergebnissen von durch Amniozentese gewonnenem Fruchtwasser (Goldstein 1988). Fetale Atem- und Bewegungsaktivität von > 30 Sekunden in einer 30minütigen Beobachtungszeit korrelierte in 100% mit negativen Fruchtwasserkulturen, während fehlende Atemaktivität und Körperbewegungen während < 50 Sekunden in 100% mit positiven Fruchtwasserkulturen korrelierte. Sie empfahlen sonografische fetale Aktivitätsbeobachtungen alle 48 Stunden zur Überwachung von Schwangeren mit vorzeitigem Blasensprung zur frühzeitigen Erfassung eines drohenden AIS.

Amniozentese

Lediglich 10% der Geburtshelfer führen eine diagnostische Amniozentese durch. Die Amniozentese stellt eine invasive Methode dar. Eine Sicherung der Diagnose des Blasensprungs durch Instillation von Indigokarmin oder Methylenblau bietet nach unseren Erfahrungen keine Vorteile gegenüber einer komplementären klinischen und sonografischen Diagnostik. In der Diagnose eines

Amnioninfektes ist die Amniozentese der Ultraschalluntersuchung nicht über-
legen (Vintzileos 1986). Auch für eine biochemische Bestimmung der Lungenreife bietet die Amniozentese keine Vorteile, falls auf vaginalem Weg eine
genügende Menge Fruchtwasser gewonnen werden kann (Shaver 1987). Die
Amniozentese ist somit beim vorzeitigen Blasensprung Ausnahmefällen vorbehalten.

Laborparameter

Weißes Differentialblutbild. Diagnostisch wird als Infektparameter neben Puls
und Temperatur dem weißen Blutbild, vorzugsweise mit Differenzierung
Beachtung geschenkt. Die Probleme des Blutbildes sind bekannt, die Aussagekraft ist beschränkt, da durch Streß, Wehen und Steroidgabe Blutbildverände-
rungen hervorgerufen werden können.

C-reaktives Protein. Als weiterer Laborparameter wird von 20 Geburtshelfern
das C-reaktive Protein (CRP) bestimmt. Das Verteilungsmuster des CRP bei
vorzeitigem Blasensprung ist vergleichbar mit dem anderer infektiöser Erkrankungen. Die Aussagekraft wird durch die breite Überlappung zwischen infektiösen und nichtinfektiösen Gruppen eingeschränkt (Pepys 1981). Außerdem
finden wir bei Anwendung der für Nichtschwangere gültigen Normwerte (10
mg/l) viele falsch-positive CRP-Werte. Bei Erhöhung des cut-offs von 10 auf 40
mg/l wird bei einer Sensitivität von lediglich 37% ein positiver prädiktiver Wert
von 100% erreicht (Fisk 1987), was einen klinischen Einsatz bei der Überwachung von Risikopatienten mit gewissen Einschränkungen sinnvoll erscheinen
läßt.

Granulozytenelastase. Von 2 Geburtshelfern wird die Bestimmung der Granulozytenelastase zur Überwachung von Schwangeren mit Blasensprung eingesetzt.
Die Elastase ist eine Protease, welche in polymorphonukleären Granulozyten in
großer Menge vorkommt und auf Stimulation freigesetzt wird. Die Erhöhung
der Granulozyten Elastase Konzentration kann im Serum bestimmt werden.
Die Aktivierung der segmentkernigen Granulozyten ist Ausdruck einer
Abwehrreaktion und somit zumindest theoretisch ein sehr früher Hinweis auf
einen beginnenden Infekt. Die Elastase wird für die Erkennung einer potentiel-
len Infektion empfohlen (Dudenhausen 1987, Fischbach 1988), allerdings
bedarf es weiterer klinischer Studien mit Evaluation von Nutzen, Kosten und
Praktikabilität bevor der Einsatz bei VBS empfohlen werden kann.

Therapeutische Maßnahmen

Intrauterine Verlegung

Eine intrauterine Verlegung in ein Zentrum mit Neonatologie wird von 55
Geburtshelfern veranlaßt. 36 Geburtshelfer verlegen ihre kleinen Frühgebore-

nen nicht intrauterin und 7 entscheiden von Fall zu Fall. Bei lediglich 25 neonatologischen Abteilungen, welche teilweise über keine Intensivstationen verfügen, scheint die Zahl von 36 Geburtshelfern, die nicht intrauterin verlegen, recht hoch. Sie ist wahrscheinlich teilweise geografisch bedingt und teilweise dadurch, daß das nächstgelegene Zentrum über keine neonatologische Intensivstation verfügt. Kollee et al. untersuchten ein Kollektiv von 1338 Frühgeburten von < 32 SSW und/oder < 1500 g (Kollee 1988). Sie stellten 27 Risikofaktoren zusammen und verglichen anhand einer Regressionsanalyse das neonatale Morbiditäts- und Mortalitätsrisiko von Frühgeborenen, welche in einem Zentrum mit Neonatologie entbunden wurden, von Frühgeborenen, welche nach der Geburt von einer Transportequipe ins Zentrum geholt wurden und von Frühgeborenen, welche postnatal im Regionalspital betreut wurden. Die Ergebnisse zeigten, daß Kinder, welche intrauterin in ein Zentrum mit neonatologischer Intensivstation verlegt werden eine signifikant tiefere Morbidität und Mortalität aufwiesen wie Kinder nach postnataler Verlegung. Diese wiesen ihrerseits eine tiefere Mortalität auf wie Kinder, welche im Regionalspital betreut wurden. Diese Ergebnisse belegen die große Bedeutung der intrauterinen Verlegung für die Prognose der kleinen Frühgeborenen.

Tokolyse

85% der schweizerischen Geburtshelfer benutzen eine intravenöse Tokolyse mit B-Mimetika bei Wehen und 71% bereits vor Einsetzen von Kontraktionen im Sinne einer Prophylaxe. In der Frühgeburtsperiode ist eine Verlängerung des Zeitintervalles vom Blasensprung bis zur Geburt erstrebenswert. Yeung berichtete über 55 Zwillingspaare mit VBS von Zwilling A vor 36 SSW (Yeung 1982). Er beobachtete, daß Zwilling B mit intakter Fruchtblase unabhängig vom Zeitintervall bis zur Geburt in 20% ein schweres Atemnotsyndrom (ANS) mit Notwendigkeit einer Intubation entwickelte. Zwilling A mit Blasensprung entwickelte ebenfalls in 20% ein schweres ANS, wenn der Blasensprung weniger als 24 Stunden vor Geburt stattfand. Bei länger als 24 Stunden zurückliegendem Blasensprung sank das ANS-Risiko von Zwilling A signifikant auf 7%, was die Bedeutung der Latenzphase bei VBS deutlich macht. Verschiedentlich wurde deshalb versucht, die Latenzperiode Blasensprung–Geburt zu verlängern. Bourgeois et al. untersuchten retrospektiv die Bedeutung der prophylaktischen Tokolyse bei VBS gegenüber der Tokolyse nach Einsetzen von Wehen (Bourgeois 1988). Die Latenzperiode Blasensprung–Geburt war in der Gruppe mit prophylaktischer Tokolyse signifikant länger (169 vs. 77 Stunden). Eine klinische Relevanz dieser längeren Latenzperiode war allerdings nicht erkennbar, da weder Länge des Spitalaufenthaltes von Mutter oder Kind noch die neonatale Infektrate der beiden Gruppen signifikante Unterschiede aufwiesen. In einer 1984 erschienenen prospektiv randomisierten Studie der Collaborative Group on Antenatal Steroid Therapy (Curet 1984) wurden 297 Frauen mit Frühgeburtsbestrebungen, welche gemäß Studienprotokoll keine Lungenreifungsinduktion erhielten, in eine Tokolyse- und in eine Nichttokolysegruppe eingeteilt. In diesem Kollektiv wurde der Einfluß von Tokolyse und Blasensprung auf die fetale Lungenreife untersucht. Kinder von Frauen mit intakter Fruchtblase ohne Tokolyse entwickelten in 28,1% ein ANS. Wurde eine i.v. Tokolyse mit B-Mimetika durchgeführt, litten lediglich 9,2% der Kinder dieser Gruppe an einem ANS. In der Gruppe von Frauen mit VBS betrug das ANS-Risiko ebenfalls 9,2% auch wenn keine Tokolyse zum Einsatz kam. Dies bestätigt den günstigen Einfluß des Blasensprunges auf die fetale Lungenreife. Durch zusätzliche Gabe von B-Mimetika konnte keine weitere Senkung des ANS-Risikos erreicht werden (9,2% vs. 16,4%, Unterschied nicht signifikant). Die Autoren zogen den Schluß, daß die intravenöse tokolytische Therapie nur bei Frauen mit intakter Fruchtblase sinnvoll ist.

Glucocorticoide

Die meisten Kollegen (92%) führen beim vorzeitigen Blasensprung eine Lungenreifungsinduktion mit Glucocorticoiden durch. Wie erwähnt scheinen die fetalen Lungen im Anschluß an einen Blasensprung beschleunigt zu reifen (Yeung 1982, Curet 1984). Die L/S Ratio ist bei Patientinnen mit VBS von mehr als 24 Stunden reifer wie dem Gestationsalter entsprechend zu erwarten wäre (Richardson 1974) und Phosphatidylglycerol erscheint nach VBS in einem früheren Gestationsalter im Fruchtwasser (Bustos 1979). Auch die Steroidkonzentrationen liegen im Fruchtwasser nach VBS bei einem Gestationsalter von 24–34 Wochen über den bei unkomplizierten Schwangerschaften erwarteten Werten (Cohen 1976). Ob eine zusätzliche systemische Gabe von Steroiden bei VBS sinnvoll ist, wurde verschiedentlich untersucht. In 9 von Blackmon in einer Übersichtsarbeit zusammengestellten Studien zu dieser Frage konnte in 8 kein positiver Effekt einer Steroidgabe auf die Entwicklung eines ANS nachgewiesen werden (Blackmon 1986). 1 Gruppe (Nelson 1985) beobachtete nach Steroidgabe vermehrt neonatale Infekte, 3 Gruppen (Garite 1981, Schmidt 1984, Iams 1985) vermehrt mütterliche Infekte. Wenn auch die Ergebnisse wegen inhomogener Patientenpopulation und Therapieformen nur bedingt vergleichbar sind, kann heute eine prophylaktische Steroidgabe bei VBS wegen fehlendem therapeutischen Nutzen nicht empfohlen werden.

Antibiotika

26% der schweizerischen Geburtshelfer verordnen bei VBS prophylaktisch Antibiotika, 86% bei Zeichen eines beginnenden AIS. Bakterielle Infekte sind neben fetaler Unreife die Hauptursache erhöhter perinataler Mortalität beim VBS. Einerseits können zervikale Infekte vorzeitige Wehen auslösen und einen VBS bewirken (McGregor 1988), andererseits korrelieren klinische und subklinische intraamniale Infekte mit Wehen bei VBS (Romero 1988). Durch prophylaktische Gabe von Ampicillin bzw. Erythromycin während 10 Tagen konnte die Latenzzeit von Spitaleintritt wegen zervixwirksamen Kontraktionen ohne VBS bis zur Geburt signifikant verlängert werden (Morales 1988). Das Geburtsgewicht und die Anzahl von Termingeburten war in den behandelten Gruppen signifikant höher. Vor allem Schwangere mit negativer Fruchtwasserkultur aber Gruppe B Streptokokken und/oder Gardnerella vaginalis im Zervixabstrich profitierten von der Antibiotikaaplikation. Auch bei VBS ohne Wehentätigkeit konnte die Latenzzeit durch prophylaktische Gabe von 2 g Ampicillin täglich bis zur Geburt signifikant verlängert werden (Amon 1988). Die Inzidenz neonataler Infekte war in der behandelten Gruppe (2% vs. 17%) signifikant tiefer während sich die Mortalität nicht signifikant unterschied. Die behandelte Gruppe zeigte jedoch eine Tendenz zu vermehrtem Auftreten von Chorioamniontitiden (16% vs. 10%). Häufigster Erreger der Frauen mit Chorioamnionitis waren Gruppe B Streptokokken. Wenn auch eine Antibiotikaprophylaxe bei ausgewählten Patienten angezeigt sein mag, muß man sich der Gefahr, die durch die Entwicklung resistenter Keime mit schweren septischen Verläufen gegeben ist, bewußt sein.

Der Behandlungsbeginn bei klinisch manifester Chorioamnionitis ist kontrovers. Gibbs (1988) untersuchte anhand einer randomisierten Studie, ob die frühe, intrauterin begonnene Antibiotikatherapie gegenüber der nach Abnabeln begonnenen Behandlung Vorteile aufwies. Verwendet wurde Ampicillin, Gentamycin und nach Sectio Caesarea Clindamycin. Insgesamt 45 Frauen wurden randomisiert. 26 wurden intrapartal und 19 postpartal behandelt. Bei intrauterin begonnener Antibiotikatherapie traten keine Fälle mit neonataler Sepsis oder Pneumonie auf, wogegen bei Therapiebeginn nach Abnabeln in 4 Fällen eine Sepsis und in 6 Fällen eine Pneumonie auftrat. Ein Kind verstarb unter dem Bild einer E. Coli Sepsis. Die intrauterin begonnene Behandlung zeigte signifikant bessere Ergebnisse, und die Autoren glauben, daß die Vorteile der intrauterin begonnenen Therapie gegenüber den theoretischen Nachteile wie das Verschleiern neonataler Kulturen überwiegen. Die Bedeutung einer prä- bzw. intrapartalen Infektion wurde durch postpartale Ultraschalluntersuchungen aufgezeigt (Bejar 1988). Bei 127 Neugeborenen wurden echosonografische Untersuchungen zur Bestimmung der Häufigkeit von Nekrosen der weißen Hirnsubstanz durchgeführt. 13 Kinder wiesen cerebrale Zysten 1 bzw. 3 Tage postpartal auf, deren Entstehung intrauterinen Ereignissen zugeschrieben wurde. Eine mittels Regressionsanalyse vorgenommene Prüfung von 31 antenatalen Variablen zeigte, daß die antenatale bakterielle Kontamination mit oder ohne VBS als eine Hauptursache dieser Nekrosen angesprochen werden muß. Diese Arbeit zeigt deutlich, daß die Wurzeln einer gestörten Kindsentwicklung häufig in intrauterinen Störungen zu suchen sind und nicht die Geburt als Hauptursache angeschuldigt werden kann.

Zusammenfassende Empfehlungen beim VBS

1. Der sorgfältigen klinischen Untersuchung mit Überprüfung des Gestationsalters ist größte Bedeutung beizumessen.
2. Die Diagnosesicherung des Blasensprunges erfolgt durch vaginale Spekulumuntersuchung. Anhand der vaginalen Spekulumuntersuchung können Abstriche für mikrobiologische und mikroskopische Untersuchungen entnommen werden. Außerdem kann Fruchtwasser für die Bestimmung der fetalen

Lungenreife gewonnen werden. Digitale Vaginal- oder Rektaluntersuchungen bieten keine Vorteile und sollten wegen erhöhtem Infektrisiko unterlassen werden.

3. Zur Erfassung der Fruchtwassermenge sowie einer drohenden intrauterinen Gefahrensituation sollte eine Ultraschalluntersuchung in 48 stündlichen Abständen mit Beurteilung des kindlichen Aktivitätszustandes vorgenommen werden.

4. Der beginnende intrauterine Infekt oder die akute fetale Streßsituation ist durch ein- bis zweimal tägliche CTG-Kontrollen auszuschließen.

5. Als Laborparameter kann neben dem differenzierten Blutbild der Verlauf des CRP wichtige Informationen liefern. Normale CRP-Werte schließen zwar einen Infekt nicht aus, ein CRP-Wert von über 35–40 mg/l sollte jedoch als eindeutiger Hinweis auf einen beginnenden intrauterinen Infekt zur Leitung des Managementes herangezogen werden. Die Bestimmung der Granulozytenelastase ist vielversprechend, die Wertigkeit muß noch geprüft werden.

6. Bei Frühgeburtsbestrebungen ist eine intrauterine Verlegung in ein Zentrum mit neonatologischer Intensivstation im Interesse des Kindes anzustreben.

7. Der therapeutische Effekt von Glucocorticoiden ist abgesehen von Mehrlingsschwangerschaften nicht belegt.

8. Die generelle Gabe von B-Mimetika kann nicht empfohlen werden.

9. Die prophylaktische Antibiotikagabe ist kontrovers und sollte nur im Rahmen von kontrollierten Studien durchgeführt werden. Bei beginnendem intrauterinen Infekt ist eine intrapartale Antibiotikagabe für das Kind vorteilhaft. Es sollte ein Antibiotikum gewählt werden, welches das zu erwartende Erregerspektrum abdeckt und eine gute Plazentagängigkeit aufweist.

10. Das geburtshilfliche Vorgehen unterscheidet sich wenig vom Vorgehen ohne VBS und variiert in Abhängigkeit vom Gestationsalter und von der geburtshilflichen Situation.

Literatur

Amon E, Lewis SV, Sibai BM, Villar MA, Arheart KL (1988) Ampicillin prophylaxis in preterm premature rupture of the membranes: a prospective randomized study. Am J Obstet Gynecol 159:539–543

Bejar R, Wozniak P, Allard M, Benirschke K, Vaucher Y, Coen R, Berry C, Schragg P, Villegas I, Resnik R (1988) Antenatal origin of neurologic damage in newborn infants. Am J Obstet Gynecol 159:357–363

Blackmon LR, Alger LS, Crenshaw C (1986) Fetal and neonatal outcome associated with premature rupture of the membranes. Clin Obstet Gynecol 29:779–815

Bourgeois FJ, Harbert GM, Andersen WA, Thiagarajah S, Duffer J, Hendrickx K (1988) Early vs. late tocolytic treatment for preterm premature membrane rupture. Am J Obstet Gynecol 159:742–748

Brame RG, MacKenna J (1983) Vaginal pool phospholipids in the management of premature rupture of membranes. Am J Obstet Gynecol 145:992–1000

Bustos R, Kulovich MV, Gluck L (1979) Significance of phosphatidyl glycerol in amniotic fluid in complicated pregnancies. Am J Obstet Gynecol 133:899–903

Castillo RA, Lawrence DD, Arthur M, Searle N, Metheny WP, Ruedrich DA (1989) The preterm nonstress test: effects of gestational age and length of study. Am J Obstet Gynecol 160:172–175

S 32

Capeless EL, Mead PM (1987) Management of preterm premature rupture of membranes: lack of a national consensus. Am J Obstet Gynecol 157:11–12

Cohen W, Fenci MDM, Tulchinsky D (1976) Amniotic fluid cortisol after premature rupture of membranes. J Pediatr 88:1007–1009

Curet LB, Rao AV, Zuachman RD, Morrison JC, Burkett G, Poole K, Bauer C (1984) Association between ruptured membranes, tocolytic therapy, and respiratory distress syndrome. Am J Obstet Gynecol 148:263–268

Daikoku N, Kaltreider F, Johnson T (1981) Premature rupture of membranes and preterm labor; neonatal infections and perinatal mortality risks. Obstet Gynecol 58:417–425

Dudenhausen JW, Langner K, Sömnez M (1987) Elastase der polymorphkernigen Granulozyten. Geburtsh Frauenheilkd 47:597–600

Feld SM, Harrigan JT (1987) Vaginal gram stain as an immediate detector of group B streptococci in selected obstetric patients. Am J Obstet Gynecol 156:446–448

Fischbach F, Kolben M, Thurmayr R, Hafter R, Sedlaczek E, Ziegelmeier M, Preisl G, Weindler J, Graeff H (1988) Genitale Infektionen und Schwangerschaftsverlauf: Eine prospektive Studie. Geburtsh Frauenheilkd 48:469–478

Fisk NM, Fysh J, Child AG, Gatenby PA, Jeffery H, Bradfield AH (1987) Is C-reactive protein really useful in preterm premature rupture of the membranes. Br J Obstet Gynecol 94:1159–1164

Garite TJ, Freeman RK, Linzey EM, Bealy PS, Dorchester WL (1981) Prospective randomized study of corticosteroids in the management of premature rupture of the membranes and the premature gestation. Am J Obstet Gynecol 141:508–515

Gibbs RS, Dinsmoor MJ, Newton ER, Ramamurthy RS (1988) A randomized trial of intrapartum vs. immediate postpartum treatment of women with intra-amniotic infection. Obstet Gynecol 72:823–828

Goldstein I, Romero R, Merrill S, Wan M, O'Connor TZ, Mazor M, Hobbins JC (1988) Fetal body and breathing movements as predictors of intra-amniotic infection in preterm premature rupture of membranes. Am J Obstet Gynecol 159:363–368

Hardt NS, Kostenbauder M, Ogburn M, Behnke M, Resnick M, Cruz A (1985) Influence of chorioamnionitis on long-term prognosis in low birh weight infants. Obstet Gynecol 65:5–10

Iams JD, Talbert ML, Barrows H, Sachs L (1985) Management of preterm prematurely ruptured membranes: a prospective randomized comparison of observation versus use of steroids and timed delivery. Am J Obstet Gynecol 151:32–38

Kaltreider DF, Kohl S (1980) Epidemiology of preterm delivery. Clin Obstet Gynecol 23:17–31

Kollee LAA, Verloove-Vanhorick PP, Verwey RA, Brand R, Ruys JH (1988) Maternal and neonatal transport: Results of a national collaborative survey of preterm and very low birth weight infants in the Netherland. Obstet Gynecol 72:729–732

McGregor JA (1988) Prevention of preterm birth: new initiatives based on microbialhost interactions. Obstet Gynecol Survey 43:1–14

Morales WJ, Angel JL, O'Brian WF, Knuppel RA, Finazzo M (1988) A randomized study of antibiotic therapy in idiopathic preterm labor. Obstet Gynecol 72:829–833

Munson LA, Graham A, Valenzuela GI (1985) Is there a need for digital examination in patients with spontaneous rupture of the membranes? Am J Obstet Gynecol 153:562–563

Naeye RL (1977) Causes of perinatal mortality in the US: collaborative perinatal project. JAMA 238:228–229

Nelson LH, Meis PJ, Hatijs CG, Ernest JM, Dillard M, Schey HM (1985) Premature rupture of membranes: a prospective randomized evaluation of steroids, latent phase, and exspectant management. Obstet Gynecol 66:55–58

Pepys MB (1981) C-reactive protein 50 years on. Lancet I:653–656

Richardson CJ, Pomerance JJ, Cunningham MD, Gluck L (1974) Acceleration of fetal lung maturation following prolonged rupture of the membranes. Am J Obstet Gynecol 118:1115–1118

Romero R, Quintero R, Oyarzun E, Wu YK, Sabo V, Mazor M, Hobbins JC (1988) Intraamniotic infection and the onset of labor in preterm premature rupture of the membranes. Am J Obstet Gynecol 159:661–666

Sandy EA, Blumenfeld ML, Iams JD (1988) Gram stain in the rapid determination of maternal colonization with group B beta-streptococcus. Obstet Gynecol 71:796–800

Schmidt PL, Sims ME, Strassner HT, Paul RH, Mueller E, McCart D (1984) Effect of antepartum glucocorticoid administration upon neonatal respiratory distress syndrome and perinatal infection. Am J Obstet Gynecol 148:178–186

Schutte MF, Treffers PE, Kloostermann GJ, Seopatmi S (1983) Managent of premature rupture of membranes: the risk of vaginal examination to the infant. Am J Obstet Gynecol 146:395–400

Shaver DC, Spinnato JA, Whybrew D, Williams WK, Anderson GD (1987) Comparison of phospholipids in vaginal and amniocentesis specimens of patients with premature rupture of membranes. Am J Obstet Gynecol 156:454–457

Vintzileos AM, Campbell WA, Nochimson DJ, Weinbaum PJ (1985) Degree of oligohydramnions and pregnancy outcome in patients with premature rupture of the membranes. Obstet Gynecol 66:162–167

Vintzileos AM, Campbell WA, Nochimson DJ, Weinbaum PJ, Escoto DT, Mirochnick MH (1986) Qualitative amniotic fluid volume versus amniocentesis in predicting infection in preterm premature rupture of the membranes. Obstet Gynecol 67:579–583

Yeung CY (1982) Effects of prolonged rupture of membranes on the development of respiratory distress syndrome in twin pregnancy. Austr Pediatr J 18:197–199

Arch Gynecol Obstet (1989) 246: S 34–S 37

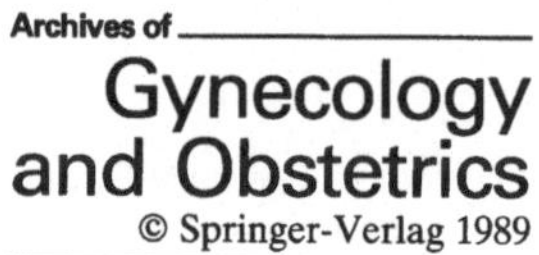
Archives of ________

Gynecology
and Obstetrics
© Springer-Verlag 1989

Zweites Hauptthema/Deuxième thême principal
Evolution des méthodes diagnostiques et thérapeutiques
des troubles de l'ovulation

Investigation et diagnostic de l'anovulation

B. Bourrit

Genève, Schweiz

Dans le livre classique de Mauvais-Jarvis sur la médecine de la reproduction (édition 1982), on peut lire à la rubrique anovulation: «la preuve clinique de l'anovulation est facile à apporter: elle repose essentiellement sur l'usage minutieux de la courbe ménothermique qui met en évidence l'absence de décalage thermique entre deux hémorragies menstruelles. En présence d'une courbe nettement monophasique, il est pratiquement inutile de pratiquer une biopsie de l'endomètre et des dosages de la progestérone plasmatique».

Bien que cette observation soit parfaitement exacte, elle m'amène à plusieurs remarques:

1. le cycle féminin est éminemment variable. L'extrapolation doit rester prudente.
2. Il suffit de 3 ng/ml pour influencer le centre thermique au niveau hypothalamique. Il en faut 10 ng/ml au minimum pour une phase lutéale adéquate. Le médecin peut donc être trop facilement satisfait d'une bonne courbe.
3. Le décalage thermique est pris abusivement pour une preuve d'ovulation. La maturation et l'expulsion ovocytaire sont une chose, la lutéinisation des cellules de la granuleuse en est une autre. L'exemple d'une dissociation entre les deux phénomènes est le LUF-syndrome: progestérone excellente sans ovulation.

On voit donc que la courbe thermique est toute relative. Elle doit être prise par le «médecin-détective» pour un indice et non pour une preuve.

De quoi dispose-t-on aujourd'hui pour établir cette preuve? Sans prétendre être exhaustif, je voudrais donner ici quelques précisions sur deux nouveaux outils d'investigation de l'ovulation trés pratiques pour le praticien:
– le test de détection urinaire du pic LH,
– l'échographie transvaginale.
Le test de détection urinaire du pic LH est apparu sur le marché suisse il y a environ une année et demi. Il existe plusieurs variantes de ce test. L'un, facile à pratiquer, se présente sous la forme de sticks ou bandelettes (nom commercial:

OVUTEST), mais pose un réel problème d'interprétation, le changement de couleur étant peu marqué. L'autre est encore plus facile à pratiquer (moins de manipulation) et offre un changement de couleur bien net. Il se présente sous la forme d'un flacon contenant un liquide mauve à comparer avec une photographie de flacons témoins (nom commercial: LH COLOR en Suisse, DISCRE-TEST en France). Les causes d'échec dans l'utilisation de ces tests sont d'une part, dues au fait que le pic LH est bref et peut donc survenir entre deux mesures successives (dans ce cas, je conseille à la patiente de réaliser deux mesures par jour dés le moment où la couleur commence à virer légèrement. A noter qu'il faut prélever des urines dont la concentration est à peu près constante entre la récolte matinale et vespérale). L'autre cause d'erreur est en elle-même révélatrice d'un diagnostic d'anovulation: il s'agit des ovaires polyky-stiques de type I dans lequel la LH est en permanence trop élevée. Dans ce dernier cas, il faut abandonner ce système de mesure.

L'interêt de ce test est grand pour programmer les rapports sexuels, un test post-coïtal ou une insémination artificielle. L'avantage primordial est de prédire l'ovulation 12 à 35 h à l'avance. Un autre avantage du test est de faire prendre conscience à la patiente des changements survenant dans son corps à l'imminence de l'ovulation. De nombreuses patientes découvrent une corrélation entre la présence de glaire ou une petite douleur abdominale et le changement de couleur du test. Quand cette corrélation est bien établie, elles peuvent se baser seulement sur les changements corporels et se libérer de la contrainte du test.

Une dernière remarque restrictive, concernant ces tests, est la suivante: chez les patientes qui ont peu de glaire pendant un laps de temps très bref, la montée de la glaire est déjà terminée quand le test vire puisque la glaire est proportionnelle au taux d'oestrogène et que le pic d'oestradiol précède d'un ou deux jours le pic LH. Cela me parait, d'ailleurs, être une cause parfaitement possible de stérilité dont on ne parle jamais. En effet, il existe un certain nombre d'hommes dont la survie du sperme est raccourcie. Si ces hommes tombent sur des femmes dont la période de glaire est très brève, un rapport sexuel au moment de la glaire fait que les spermatozoïdes sont déjà morts au moment de l'ovulation. Si le rapport sexuel est centré sur l'ovulation, il n'existe plus de glaire et les spermatozoïdes ne passent plus l'obstacle cervical.

L'échographie transvaginale

Les nouvelles sondes vaginales ont apporté un progrès considérable sur notre connaissance de l'ovulation. Elles permettent de détecter la présence ou l'absence d'un follicule, sa dynamique de croissance et dans certains cas, la présence du cumulus oophorus. Elles permettent de distinguer le jour de la rupture folliculaire et aussi de diagnostiquer des ovaires polykystiques.

Son emploi est facile car la définition de l'image est bien plus précise qu'avec une sonde abdominale. L'apprentissage de ce type d'examen est rapide, l'interprétation des images demandant moins d'expérience qu'avec une sonde traditionnelle.

Cet examen me parait être le complément indispensable des tests hormonaux car il est le reflet de la maturation ovocytaire alors que les taux hormonaux sont le reflet des cellules de la granuleuse et de la thèque interne.

Les deux méthodes décrites précédemment s'ajoutent donc à notre arsenal d'investigations. Elles ne les remplacent pas pour autant. Comme je l'ai dit au début de cet exposé, la preuve d'une absence d'ovulation est apportée par un ensemble suffisamment consistant d'indices.

Reprenons cer divers indices dans l'ordre d'un cycle:

- pendant les règles ou juste après, une prise de sang permet de connaitre les taux de FSH, LH et prolactine. Cette dernière permet d'exclure une hyperprolactinémie. On teste la prolactine à ce moment car elle est souvent légèrement élevée en deuxième moitié du cycle. Le dosage de FSH et LH permet d'exclure un syndrome d'ovaires polykystiques (LH sur FSH > 2 ou 3).
- A l'approche de l'ovulation, les tests de détermination du pic LH, pratiqués à domicile par la patiente elle-même, peuvent être complétés par l'examen de l'évolution de la glaire cervicale et par le monitorage échographique du follicule dominant, permettant de cerner tout le processus.
- Après l'ovulation, des dosages sanguins d'oestradiol et de progestérone, associés à une biopsie d'endomètre, permettent de déterminer la qualité de l'imprégnation hormonale dont jouit l'endomètre pour la nidation. Ils apprécient, indirectement, l'ovulation. Je pense inutile, dans la plupart des cas, de multiplier les dosages d'oestradiol et de progestérone. Il est vrai que le résultat obtenu a une marge d'erreur importante, mais deux ou trois dosages successifs seraient presqu'aussi imprécis. La pulsation de la progestérone, en paticulier, nous oblige dans l'idéal à plusieurs prises de sang à quelques dizaines de minutes d'intervalle si on désire un reflet plus fidèle de la sécrétion. Ceci n'est pas possible en dehors d'un programme de recherche. Il faut donc prendre résultats fournis par un seul dosage, avec la circonspection qui convient et ne pas affirmer sur cette base «ma patiente ovule ou n'ovule pas».
- C'est pour cette raison qu'une biopsie d'endomètre permet de renforcer la première impression basée sur le dosage.

Même une ovulation soigneusement monitorisée – par les moyens décrits précédemment – laisse encore de nombreux points dans l'ombre:

- l'échographie est incapable de prédire si un follicule de taille convenable est normal ou en voie d'atrésie,
- l'ovocyte peut être le siège d'anomalies chromosomiques susceptibles de perturber la dernière division méiotique. Il n'existe aucun moyen de le prévoir,
- la réaction corticale qui assure un blocage efficace de la polyspermie peut être défaillante, mais on n'a pas, non plus, de moyen de la vérifier.

Ces quelques exemples doivent nous rendre modestes quant à notre diagnostic d'ovulation. Quelques fois une fécondation in-vitro diagnostique permet de mettre en évidence certaines déficiences dans les mécanismes conduisant à une ovulation normale.

Récemment, nous avons pu démontré deux pathologies ovocytaires grâce à la fécondation in-vitro. Il s'agissait, dans un cas d'un diamètre ovocytaire augmenté – traduisant sans doute une non dysjonction chromosomique – et dans l'autre cas d'une zone pellucide anormalement mince rendant l'ovocyte plus fragile et perturbant la réaction corticale (polyspermie). Jusqu'à ces découvertes l'ovulation était apparue tout-à-fait normale.

Revenons, pour conclure, à la température. Elle reste, d'un grand intérêt pour tester la variabilité des cycles. En effet, les méthodes précédemment décrites sont trop contraignantes pour être répétées chaque mois.

Comme la prise de température quotidienne risque de conduite la femme à une certaine «fixation» sur son cycle, je me suis interessé à un thermomètre électronique – le Bioself 110 – qui génère lui-même la courbe thermique et garde en mémoire la longueur des cycles précédents.

Une étude de janvier 1989, parue dans Contraception, montre une corrélation de 89% entre le Bioself et le monitorage de l'ovulation par échographie et de 94% avec la mesure de la LH urinaire (Ovustick, Discretest ou LH Color).

Bien que ne permettant naturellement pas une prédiction de l'ovulation (la température la plus basse n'est suivie de l'ovulation que dans 10% des cycles), je le pense néanmoins utile pour rassurer la femme sur son ovulation.

Références

Vermesch M (1987) Monitoring techniques to predict and detect ovulation. Fertil Steril 47:259
Ismail M (1989) An évaluation of the Bioself 110 indivator. Contraception 39:53

Arch Gynecol Obstet (1989) 246: S 38–S 44

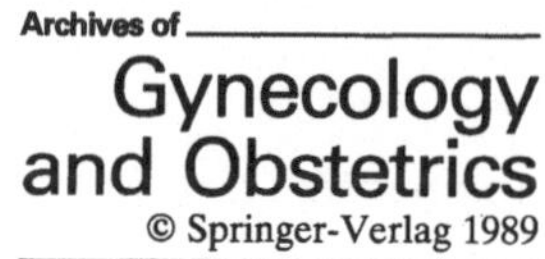
Archives of

Gynecology
and Obstetrics
© Springer-Verlag 1989

Pulsatile Therapie mit LH-RH

M. H. Birkhäuser

Abteilung für gynäkologische Endokrinologie, Universitätsfrauenklinik, Bern, Schweiz

Einleitung

Sobald die Struktur des Decapeptides LH-RH aufgeklärt und die Synthese gelungen war, wurde versucht, dieses neue hypothalamische Releasing-Hormon zur Therapie der anovulatorischen Infertilität einzusetzen. Da LH-RH als Decapeptid durch proteolytische Enzyme abgebaut wird, ist eine perorale Behandlung mit diesen Hormonen allerdings nicht möglich.

Kastin et al. [1] beschrieb 1971 die erste durch eine nicht pulsatile Infusion von LH-RH induzierte Schwangerschaft bei einer Patientin mit sekundärer Amenorrhoe, die mit HMG vorbehandelt worden war. Auch Keller et al. [2, 3] und Crosignani et al. [4] berichteten über erfolgreiche Ovulations-Induktionen durch Infusion von LH-RH, wenn die Follikelreifung zunächst mit Clomiphen [3] oder HMG [2, 4] induziert worden war. Bei der Behandlung der hypothalamischen Amenorrhoe waren die Resultate hingegen enttäuschend, wenn LH-RH als einzelne intravenöse Infusion oder ein- bis zweimal tägliche Injektion verabreicht wurde [2, 3, 5–7].

Die grundlegenden Arbeiten von Knobil [8] beim Rhesusaffen zeigten, daß nur die pulsatile Gabe von LH-RH einen regelrechten Zyklusablauf erlaubt. Jede kontinuierliche Verabreichung von LH-RH oder auch die Gabe eines langwirksamen LH-RH-Analogs führt zu einer „Down Regulation" oder „Desensitisierung" der Hypophyse [9–13]. Die Grenzen, innerhalb denen Pulsfrequenz und Amplitude variiert werden dürfen, um noch eine dem Spontanzyklus vergleichbare Follikelreifung zu erzielen, sind relativ eng bemessen [14].

Beim Menschen berichteten Leyendecker et al. 1980 [15] als erste über die erfolgreiche Induktion von Follikelreifung und Ovulation und wenig später über die ersten Schwangerschaften [16] durch chronisch-intermittierende pulsatile intravenöse Gabe von 10–15 ug LH-RH pro Puls alle 90 Min. bei hypothalamischer Amenorrhoe. Crowley und McArthur zeigten [17], daß bei einer Patientin mit Kallmann-Syndrom auch eine 2-stündliche niedriger dosierte Substitution mit LH-RH von 25 ng/kg/Puls respektive 1,75 ug/Puls zur Ovulation führen kann. Diese positiven Erfahrungen wurden bald von anderen Gruppen bestätigt

[18–20]. Es konnte auch gezeigt werden, daß sich das Wachstum des dominanten Follikels unter pulsatiler Gabe von LH-RH nicht von demjenigen im Spontanzyklus unterscheidet [21–28].

Intravenöse Verabreichung

Die zunächst mehrheitlich verwendeten hohen intravenösen Dosierungen von 15–20 ug LH-RH/Puls, z. B. mit dem „Zyklomat" über jeweils eine Minute alle 90 Min. infundiert, führten zu unphysiologisch hohen Serumwerten von LH, FSH und Oestradiol [21, 22, 29] mit einem, allerdings geringen, Risiko von Mehrlingsschwangerschaften [21, 30, 31]. LH-RH kommt somit, zumindest beim Menschen, nicht nur eine permissive, sondern auch eine regulatorische Funktion zu. Zufällig beobachtete Mehrlingsschwangerschaften wie auch die gezielte Studie von Liu et al. [32] zeigen klar, daß es möglich ist, mit pharmakologischen Dosen von LH-RH die Feed-Back-Kontrolle der Gonadotropinsekretion durch die Ovarialsteroide zu überfahren und multiple Ovulationen zu erzielen. Mit dem „Zyklomat" scheint die physiologische Dosierung von LH-RH für die meisten klinischen Fälle („Substitutionsdosis") im Bereich von 2,5–5 ug LH-RH/Puls zu liegen, mit Ausnahme der seltenen hypothalamischen Amenorrhoe des Grades IIIc, die höhere LH-RH-Amplituden benötigt [21, 22].

Die Lutealphase kann entweder durch Weiterführen der pulsatilen LH-RH-Gabe oder durch mehrmalige intramuskuläre Injektionen von HCG gestützt werden [21, 33, 34].

Die heute vorliegenden Resultate mit intravenöser Gabe von LH-RH sind bei reiner normo-androgenämischer Amenorrhoe ausgezeichnet: Die Ovulationsrate liegt zwischen 92 und 98% [28, 33–38], die kumulative Schwangerschaftsrate entspricht in den größten publizierten Serien [33, 39] mit rund 45% derjenigen von Frauen mit normalem Spontanzyklusverlauf. Die Erfolge bei chronischer Anovulation und Lutealinsuffizienz sind hinsichtlich der Ovulationsrate gleich gut, im Bezug auf die Schwangerschaftsrate aber mit 11–25% deutlich ungünstiger [37, 38]. Eine dem Spontanzyklus angepaßte Veränderung der Pulsfrequenz wie sie Hanker et al. vorgeschlagen hat [36], scheint gegenüber den ausgezeichneten Resultaten von Leyendecker und Wild [33] unter starrer Pulsfrequenz von einem Puls alle 90 Min. keinen Vorteil zu bringen.

Ob ein LH-RH-Puls wie üblich alle 90 Min. oder alle 60, eventuell sogar alle 120 Min. verabreicht wird, scheint für das Resultat mit wenigen Ausnahmen [40] nicht entscheidend zu sein. Hingegen könnte die Infusionsdauer des zu verabreichenden LH-RH-Pulses und damit die erreichte Amplitude eine Rolle spielen: Je kürzer die Injektionszeit ist, desto kleiner kann die Dosis sein, die zum Erreichen des Schwellenwertes notwendig ist, der noch eine ausreichende Gonadotropinsekretion erlaubt. Zumindest theoretisch sind somit beim „Zyklomat" pro Puls etwas höhere Dosierungen notwendig [33] als bei anderen Geräten [34, 38].

Die Angaben über Hyperstimulations- und Mehrlingsschwangerschaftsraten variieren von Gruppe zu Gruppe stark. Leyendecker [33] beobachtete 6 Mehrlingsschwangerschaften auf 45 Graviditäten und gibt eine Spontanabortrate von

24% an. Andere [34] notieren, daß die Abortrate unter pulsatiler LH-RH-Therapie nicht höher als bei der Normalbevölkerung sei.

Subkutane Verabreichung

Die subkutane pulsatile Verabreichung von LH-RH benötigt bei der gleichen Patientin eine höhere LH-RH-Dosierung/Puls und eine längere Therapiedauer bis zum Erreichen eines sprungreifen Follikels als bei der intravenösen pulsatilen Gabe. Auch fallen die Resultate bei subkutaner Applikation hinsichtlich Ovulations- und Schwangerschaftsrate etwas weniger günstig aus [17, 19, 28, 33, 42–48]. Die subkutan notwendige Dosis liegt zwischen 10 und 15 ug LH-RH/Puls [47, 48]. Bei subkutaner LH-RH-Gabe wird mit dieser Dosierung eine Ovulationsrate von 85% erreicht [33, 47, 48]. Damit kann der bedeutend einfachere subkutane Zugang als Therapieeinstieg empfohlen werden. Die intravenöse Verabreichung bleibt somit in der Regel denjenigen Patientinnen vorbehalten, die auf eine subkutane Gabe nicht ansprechen.

Die unterschiedliche Erfolgsrate der subkutanen Therapie im Vergleich zur intravenösen Therapie erklärt sich dadurch, daß bei der subkutanen Gabe die Plasmaspiegel von LH-RH 4–6 mal weniger ansteigen, und daß als Folge davon auch die Gonadotropinpulse eine deutlich weniger hohe Amplitude erreichen als dies bei einer gleich großen intravenösen Menge des Decapaptids der Fall ist [2, 6, 20, 28, 48, 49]. Dies hängt am ehesten mit einer langsameren und ungleichmäßigen Resorption von LH-RH aus dem subkutanen Gewebe zusammen.

Pulsatile LH-RH-Gabe bei hyperandrogenämischer Ovarialinssuffizienz

Bei der hyperandrogenämischen chronischen Anovulation vom Typus des poly-zystischen Ovar-Syndroms findet sich in der Regel eine primäre oder sekundäre Dysregulation des hypothalamischen Pulsgebers. Dabei sind die LH-Pulse nach den meisten Autoren und auch unseren eigenen Beobachtungen durch eine beschleunigte Frequenz und eine erhöhte Amplitude charakterisiert. Es könnte somit erwartet werden, daß eine von außen aufgezwungene adäquate Pulsfrequenz durch chronisch-intermittierende intravenöse Gabe von LH-RH die inadäquate endogene Gonadotropinsekretion korrigiert und damit den für das PCO-Syndrom typischen Circulus vitiosus durchbricht. Die bisher publizierten Therapieversuche bei Frauen mit Clomiphen-resistenten anovulatorischen Formen des PCO-Syndroms fielen jedoch widersprüchlich aus. Coelingh-Bennink [50] erzielte bei 11 Frauen mit polyzystischem Ovarsyndrom durch pulsatile intravenöse Gabe von 10–40 ug LH-RH/Puls alle 90 Min. eine Ovulationsrate von 70%. 7 der 11 Patientinnen wurden schwanger. Auch Burger et al. [51] und Ory et al. [52] erzielten hinsichtlich der Ovulationsrate gute Resultate. Andere Autoren [38, 49] konnten mit pulsatiler LH-RH-Therapie beim PCO-Syndrom keine Follikelreifung induzieren, was allerdings mit einem andersartigen Dosie-rungsschema zusammenhängen mag. Unsere eigenen Erfahrungen mit pulsatiler intravenöser Gabe von LH-RH bei 13 Patientinnen mit PCO-Syndrom [53] liegen mit einer Ovulationsrate von 60% im Bereich derjenigen von Coelingh-Bennink [50], von Berg et al. [16] und von Adams et al. [54]. Bei diesen Autoren liegt die mittlere Pulsationsdosis wie bei unseren eigenen Patientinnen bei 20 ug/Puls. Berg et al. [37] konnten zeigen, daß die Ovulationsrate desto besser ausfällt, je niedriger die endogene Androgensekretion ist. Neben der Höhe der Androgensekretion spielt auch das Ausmaß der Adipositas eine Rolle: Unsere eigenen Beobachtungen, daß bei der gleichen Patientin eine Gewichtszunahme die Antwort auf eine identische LH-RH-Dosis/Puls verschlechtert, deckt sich mit der Angabe von Gerhard et al. [55], daß Adipositas die Erfolgsrate negativ beeinflußt.

Die Schwangerschaftsrate ist jedoch bei der Follikelinduktion mit pulsatiler Gabe von LH-RH beim PCO-Syndrom niedrig. Sie erreicht bei unseren eigenen Patientinnen 20%, wenn sie auf die Behandlungszyklen bezogen wird. Die Erfolgsrate liegt bei 10%. Unsere Daten sind mit denjenigen von Adams et al. [54] vergleichbar. Hohe LH-Konzentrationen in der Follikelphase wirken sich auf Konzeption und Frühabortrate negativ aus [56]. Allein Coelingh-Bennink [50] erreichte mit einer Schwangerschaftsrate von 26% und einer Erfolgsrate von 18,5% bessere Resultate. Andererseits ist die Komplikationenrate unter pulsatiler Gabe von LH-RH mit derjenigen einer Stimulation mit Gonadotropinen nicht zu vergleichen. In unserer eigenen Serie wurden weder Hyperstimulation noch Mehrlingsschwangerschaften beobachtet. Da in keiner der hier zitierten Publikationen Komplikationen erwähnt sind, darf angenommen werden, daß bei den insgesamt 267 Behandlungszyklen bei 27 Patientinnen mit PCO-Syndrom keine nennenswerten Zwischenfälle und keine Mehrlingsschwangerschaften beobachtet worden sind. Bei Patientinnen mit PCO-Syndrom, wo wir die möglichen Komplikationen einer Gonadotropinstimulation nicht riskieren wollen, kann sich somit ein Therapieversuch mit pulsatiler Gabe von LH-RH lohnen.

Zusammenfassung

Bei der reinen hypothalamischen Amenorrhoe ist die pulsatile Gabe von LH-RH die Methode der Wahl zur Ovulationsinduktion. Wegen der geringeren Komplikationenrate ist der subkutanen Verabreichungsform der Vorzug zu geben. Eine intravenöse pulsatile Gabe von LH-RH sollte denjenigen Frauen vorgehalten werden, die auf eine subkutane Verabreichung nicht oder ungenügend ansprechen. Die pulsatile Verabreichung von LH-RH kann mit Erfolg auch bei hyperprolaktinämischen Patientinnen zur Ovulationsinduktion eingesetzt werden, wenn die Gabe eines Prolaktinhemmers nicht möglich ist [15, 41]. Schließlich ist es möglich, auch bei Frauen mit polyzystischem Ovarsyndrom eine pulsatile Gabe von LH-RH zu wählen, wenn die Risiken einer Ovulationsinduktion mit Gonadotropinen nicht in Kauf genommen werden können. Dabei ist allerdings zu berücksichtigen, daß sich die Ovulations- und Erfolgsrate umgekehrt proportional zu den Androgenspiegeln verhält.

S 42

Literatur

1. Kastin AJ, Zarate A, Midgley AR Jr, Canales ES, Schally AV (1971) Ovulation confirmed by pregnancy after infusion of porcine LH-RH. J Clin Endocrinol 33:980–982
2. Keller PJ (1973) Treatment of anovulation with synthetic luteinizing hormone-releasing hormone. Am J Obstet Gynecol 116:698–705
3. Keller PJ (1972) Induction of ovulation by synthetic luteinising-hormone releasing factor in infertile women. Lancet II:570–572
4. Crosignani PG, Trojsi L, Attanasio A, Tonani E, Donini P (1975) Hormonal profiles in anovulatory patients treated with gonadotropins and synthetic luteinizing hormone-releasing hormone. Obstet Gynecol 46:15–22
5. Akande EO, Carr PJ, Dutton A, Bonnar J, Corker CS, MacKinnon PCB, Robinson D (1972) Effect of synthetic gonadotrophin-releasing hormone in secondary amenorrhea. Lancet II:112–116
6. Keller PJ, Gerber C, Kopp HG, Floersheim Y (1974) Diagnostische und therapeutische Verwendung von synthetischem LH-Releasing-Hormon. Schw Med Wochenschr 104:1269–1274
7. Breckwoldt M, Czygan PH, Lehmann F, Bettendorf G (1974) Synthetic LH-RH as a therapeutic agent. Acta Endocrinol 75:209–220
8. Knobil E (1980) The neuroendocrine control of the menstrual cycle. Recent Prog Horm Res 36:53–88
9. Clayton RN, Catt KJ (1981) Gonadotropin-releasing hormone receptors: characterization, physiological regulation, and relationship to reproductive function. Endocrin Rev 2:186–209
10. Belchetz PE, Plant TM, Nakai Y, Keogh EJ, Knobil E (1978) Hypophysial responses to continuous and intermittent delivery of hypothalamic gonadotropin-releasing hormone. Science 202:631–632
11. Rabin D, McNeil LW (1980) Pituary and gonadal desensitization after continuous luteinizing hormone-releasing hormone infusion in normal females. J Clin Endocrinol Metab 51:873–876
12. Hanker JP, Bohnet HG, Leyendecker G, Schneider HPG (1980) LH-RH therapy in functional amenorrhea based on clinical subclassification. Int J Fertil 25:222–233
13. Schally AV, Coy DH, Arimura A (1980) LH-RH agonists and antagonists. Int J Gynaecol Obstet 18:318–324
14. Wildt L, Häusler A, Marshall G, Hutchison JS, Plant TM, Belchetz PE, Knobil E (1981) Frequency and amplitude of gonadotropin-releasing hormone stimulation and gonadotropin secretion in the rhesus monkey. Endocrinology 109:376–385
15. Leyendecker G, Struve T, Plotz EJ (1980) Induction of ovulation with chronic intermittent (pulsatile) administration of LH-RH in women with hypothalamic and hyperprolactinaemic amenorrhea. Arch Gynecol 229:177–190
16. Leyendecker G, Wildt L, Hansmann M (1980) Pregnancies following chronic intermittent (pulsatile) administration of Gn-RH by means of aportable pump ("Zyklomat") – a new approach to the treatment of infertility in hypothalamic amenorrhea. J Clin Endocrinol Metab 51:1214–1216
17. Crowley WF Jr, McArthur JW (1980) Simulation of the normal menstrual cycle in Kallman's syndrome by pulsatile administration of luteinizing hormone-releasing hormone (LH-RH). J Clin Endocrinol Metab 51:173–175
18. Schoemaker J, Simons AHM, van Osnabrugge GJC, Lugtenburg C, van Kessel H (1981) Pregnancy after prolonged pulsatile administration of luteinizing hormone-releasing hormone in a patient with clomiphene-resistant secondary amenorrhea. J Clin Endocrinol Metab 52:882–885
19. Keogh EJ, Mallal SA, Giles PFH, Evans DV (1981) Ovulation induction with intermittent subsutaneous LH-RH. Lancet I:147
20. Reid RL, Leopold GR, Yen SSC (1981) Induction of ovulation and pregnancy with pulsatile luteinizing hormone releasing factor: dosage and mode of delivery. Fertil Steril 36:553–559
21. Leyendecker G, Wildt L (1982) Die pulsatile Therapie mit Gonadotropin-Releasing-hormon (Gn-RH). Geburtsh Frauenheilkd 42:689–699
22. Leyendecker G, Wildt L (1983) Induction of ovulation with chronic intermittent (pulsatile) administration of Gn-RH in women with hypothalamic amenorrhoea. J Reprod Fertil 69:397–409

23. Hackelöer BJ, Fleming R, Robinson HP, Adam AH, Coutts JR (1979) Correlation of ultrasonic and endocrinologic assessment of human follicular development. Am J Obstet Gynecol 135:122–127
24. Robertson RD, Picker RH, Wilson PC, Saunders DM (1979) Assessment of ovulation by ultrasound and plasma estradiol determinations. Obstet Gynecol 54:686–691
25. O'Herlihy C, de Crespigny LJC, Robinson HP (1980) Monitoring ovarian follicular development with real-time ultrasound. Br J Obstet Gynaecol 87:613–618
26. Queenan JT, O'Brien GD, Bains LM, Simpson J, Collins WP, Campbell S (1980) Ultrasound scanning of ovaries to detect ovulation in women. Fertil Steril 34:99–105
27. Kerin JF, Edmonds DK, Warnes GM, Cox LW, Seamark RF, Matthews CD, Young GB, Baird DT (1981) Morphological and functional relations of Graafian follicle growth to ovulation in women using ultrasonic, laparoscopic and biochemical measurements. Br J Obstet Gynaecol 88:81–90
28. Menon V, Butt WR, Clayton RN, Edwards RL, Lynch SS (1984) Pulsatile administration of Gn-RH for the treatment of hypogonadotrophic hypogonadism. Clin Endocrinol 21:223–232
29. Leyendecker G, Wildt L, Plotz EJ (1981) Die hypothalamische Ovarialinsuffizienz. Gynäkologe 14:84–103
30. Heinemann MJ, Bouckaert PXJM, Schellekens LA (1984) A quadruplet pregnancy following ovulation induction with pulsatile luteinizing hormone-releasing hormone. Fertil Steril 42:300–302
31. Scirpa P, Mango D, Montemurro A, Battaglia F, Cantafio L (1984) Androstenedione, 17beta-estradiol and progesterone plasma levels in gonadotropins induction of ovulation. J Endocrinol Invest 7:357–362
32. Liu JH, Durfee R, Muse K, Yen SSC (1983) Induction of multiple ovulation by pulsatile administration of gonadotropin-releasing hormone. Fertil Steril 40:18–22
33. Leyendecker G, Wildt L (1985) Ovulation und Schwangerschaft durch pulsatile Zufuhr von Gn-RH, eine Analyse von 213 Zyklen. Fertilität 1:2–6
34. Miller DS, Reid RR, Cetel NS, Rebar RW, Yen SSC (1983) Pulsatile administration of low-dose gonadotropin-releasing hormone. JAMA 250:2937–2941
35. Berg D, Mickan H, Michael S, Döring K, Gloning K, Jänicke F, Rjosk HK (1983) Ovulation and pregnancy after pulsatile administration of gonadotropin releasing hormone. Arch Gynecol 233:205–210
36. Hanker JP, Nieschlag E, Schneider HPG (1984) Frequency-varied versus unvaried pulsatile LH-RH substitution in hypothalamic amenorrhea. Eur J Obstet Gynecol Reprod Biol 17:103–119
37. Berg D, Mickan H, Rjosk HK, Zander J (1984) Die Behandlung anovulatorischer Patientinnen durch pulsatile Gabe von Gonadotropin-Releasing-hormon. Geburtsh Frauenheilkd 44:715–718
38. Liu JH, Yen SSC (1984) The use of gonadotropin-releasing hormone for the induction of ovulation. Clin Obstet Gynecol 27:975–982
39. Gompel A, Mauvais-Jarvis P (1988) Induction of ovulation with pulsatile Gn-RH in hypothalamic amenorrhoea. Hum Reprod 3:473–477
40. Blunt SM, Butt WR (1988) Pulsatile Gn-RH therapy for the induction of ovulation in hypogonadotropic hypogonadism. Acta Endocrinol [Suppl] 288:58–65
41. Polson DW, Sagle M, Mason HD, Adams J, Jacobs HS, Franks S (1986) Ovulation and normal luteal function during LH-RH treatment of women with hyperprolactinaemic amenorrhoea. Clin Endocrinol 24:531–537
42. Reid RL, Sauerbrei E (1984) Evaluation of techniques for induction of ovulation in out-patients employing pulsatile gonadotropin releasing hormone. Am J Obstet Gynecol 148:648–656
43. Skarin G, Nillius SJ, Wide L (1982) Pulsatile low dose luteinizing hormone-releasing hormone treatment for induction of follicular maturation and ovulation in women with amenorrhoea. Acta Endocrinol 101:78–86
44. Seibel MM, Kamrava M, McArdle C, Taymor ML (1983) Ovulation induction and conception using subcutaneous pulsatile luteinizing hormon-releasing hormone. Obstet Gynecol 61:292–298
45. Hurley DM, Brian RJ, Burger HG (1983) Ovulation induction with subcutaneous pulsatile gonadotropin-releasing hormone: singleton pregnancies in patients with previous multiple pregnancies after gonadotropin therapy. Fertil Steril 40:575–579

46. Skarin G, Nillius SJ, Wide L (1983) Pulsatile subcutaneous low-dose gonadotropin-releasing hormone treatment of anovulatory infertility. Fertil Steril 40:454–460
47. Mason P, Adams J, Morris DV, Tucker M, Price J, Voulgaris Z, van der Spuy ZM, Sutherland I, Chambers GR, White S, Wheeler MJ, Jacobs HS (1984) Induction of ovulation with pulsatile luteinizing hormone releasing hormone. Br Med J 288:181–185
48. Hurley DM, Brian R, Qutch K, Stockdale J, Fry A, Hackman C, Clarke I, Burger HG (1984) Induction of ovulation and fertility in amenorrheic women by pulsatile low-dose gonadotropin-releasing hormone. N Engl J Med 310:1069–1074
49. Loucopoulos A, Ferin M, Vande Wiele RL, Dyrenfurth I, Linkie D, Yeh M, Jewelewicz R (1984) Pulsatile administration of gonadotropin-releasing hormone for induction of ovulation. Am J Obstet Gynecol 148:895–900
50. Coelingh-Bennink HJT (1983) Induction of ovulation by pulsatile intravenous administration of LH-RH in polycystic ovarian disease. The Endocrine Society (Program and Abstracts), 65th Annual Meeting (June 8–10, 1983), p 81
51. Burger CW, van Kessel H, Schoemaker J (1983) Induction of ovulation by prolonged pulsatile administration of luteinizing hormone releasing hormone (LHR) in patients with clomiphene resistant polycystic ovary-like disease. Acta Endocrinol 104:357–364
52. Ory SJ, London SN, Tyrey L, Hammond CB (1985) Ovulation induction with pulsatile gonadotropin-releasing hormone administration in patients with polycystic ovarian syndrome. Fertil Steril 43:20–25
53. Birkhäuser MH, Huber P (1986) Pathophysiological aspects and clinical results of ovulation induction by pulsatile intravenous administration of Gn-RH in polycystic ovary syndrome (PCO-S). In: Coelingh-Bennink HJT, Dogterom AA, Lappöhn RE, Rolland R, Schoemaker J (eds) Pulsatile Gn-RH 1985. Ferring Haarlem, pp 161–170
54. Adams J, Polson DW, Abdulwahid N, Morris DV, Franks S, Mason HD, Tucker M, Price J, Jacobs HS (1985) Multifollicular ovaries: clinical and endocrine features and response to pulsatile gonadotropin-releasing hormone. Lancet II:1375–1379
55. Gerhard I, Hudea NH, Eggert-Kruse W, Runnebaum B (1988) Pulsatile gonadotropin-releasing hormone therapy in patients with hyperandrogenaemia or hypothalamic amenorrhoea. Hum Reprod 3:835–843
56. Homburg R, Armar NA, Eshel A, Adams J, Jacobs HS (1988) Influence of serum luteinizing hormone concentrations on ovulation, conception, and early pregnancy loss in polycystic ovary syndrome. BMJ 297:1024–1026

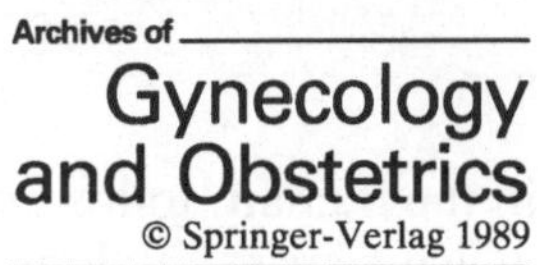

Archives of

Gynecology
and Obstetrics
© Springer-Verlag 1989

The advantages of a gonadotropin releasing hormone agonist (leuprolide acetate) in conjunction with gonadotropins for controlled ovarian hyperstimulation in IVF and GIFT cycles

J. F. Kerin

Centre for Reproductive Medicine, Cedars-Sinai Medical Center, UCLA School of Medicine, Los Angeles, California, USA

Introduction

Since the incorporation of gonadotropin releasing hormone agonists (GnRHa) in controlled ovarian hyperstimulation (COH) regimes with various combinations of gonadotropins, there is evidence that specific advantages are obtained from using these agonists in invitro fertilization (IVF) and gamete intrafallopian tube transfer (GIFT) procedures. There is evidence that the increased efficiency rate in terms of pregnancy per IVF & GIFT cycle initiated, stems largely, from a reduced treatment cycle cancellation rate prior to oocyte harvest due to a relative increase in follicle stimulating hormone (FSH) to luteinizing hormone (LH) concentration and the inhibition of a preovulatory LH rise, resulting in improved follicle growth, endocrine responses and more healthy oocytes available for fertilization.

Physiology and pharmacology of GnRH and GnRH agonists

Understanding the physiology and pharmacology of GnRH and GnRH agonists is essential for the clinician who wishes to use them in clinical practice and a brief summary of their properties is outlined.

The decapeptide, GnRH was isolated and characterized in 1971 and is produced by the arcuate nucleus of the hypothalamus [1]. The molecule assumes a hairpin configuration, making amino acids 6 and 7 most vulnerable for degradation by pituitary endopeptidases. In addition, a carboxyamide peptidase inactivates GnRH by cleaving the bond between amino acids 9 and 10. The action of these pituitary peptidases are responsible for the short 2 to 8 min half life of GnRH. From the classical experiments of Ernest Knobil [1] in the late 1970's, it is known that the physiological pulsatile release of GnRH from the hypothalamus is critical for normal pituitary gonadotropic function. Continuous exposure of the pituitary to GnRH will induce a biphasic response in gonadotropin release. There will be an initial agonist release of LH and FSH for 2 to 4 days in the human, followed by a progressive and sustained decline to castrate levels which persist, as long as exposure to continuous GnRH is maintained. This paradoxical gonadal suppression commonly known as "medical castration" is usually a reversible phenomenon, following cessation of continuous GnRH or GnRHa exposure. From these observations, it is clear that a pulsatile exposure of GnRH to the pituitary gonadotrope for about 2 to 8 min every 90 min in the follicular phase for the physiological release of FSH and LH depends primarily upon two factors. Firstly, the pulsatile release of GnRH from the hypothalamus and secondly, the rapid degradation of GnRH by pituitary endopeptidases is necessary for creating the pulsatile pattern as seen by the pituitary gonadotrope.

GnRH binding and mechanisms of action on the pituitary gonadotrope

The amino acids 1, 6 and 10 of GnRH are critical for maintaining the configuration necessary for hormone binding to pituitary gonadotropes. The ability of GnRH to induce synthesis and release of pituitary FSH & LH resides in the second and third amino acids, histidine & tryptophan which initiate extracellular calcium mobilization into the cell and the release of secretory granules containing FSH and LH by exocytosis. Calmodulin, an intracellular calcium receptor, mediates the effect of calcium on gonadotropin release. GnRH binding also activates protein kinase C, which ultimately promotes gonadotropin synthesis.

Each pituitary gonadotrope contains about 10000 GnRH receptors. As few as 10% of receptors need to be occupied by GnRH to cause a maximum release of gonadotropins. After binding, the GnRH-receptor complexes migrate toward each other on the cell surface by the process of polarization or "capping" leading to microaggregation of GnRH-receptor complexes and the amplification of the action of GnRH on gonadotropin synthesis and release. Following the activation of intracellular processes, GnRH-receptor complexes are internalized, the GnRH degraded and the receptors, either degraded or reinserted back into the cell membrane.

The mechanism of pituitary desensitization and down regulation by GnRH agonists

Two mechanism have been proposed by which a continuous infusion of GnRH or GnRHa administration leads to a biphasic gonadotropin response. Firstly, desensitization refers to an uncoupling of GnRH-receptor binding from gonadotropin release. Secondly, down regulation refers to a decreased number of available or unoccupied receptors. Following binding, internalization of GnRH-receptor complexes leads to a fall in available receptors. A constant presence of GnRH or GnRHa leads to saturation and internalization of available receptors. Although new receptors may be synthesized de novo, continuous high dose GnRH exposure does not allow timely replenishment of unoccupied receptors.

Structure and action of the GnRH agonist, leuprolide acetate

Leuprolide acetate (Lupron, TAP Pharmaceuticals) differs structurally from native GnRH through the substitution of the sixth amino acid glycine, with the D-amino acid, leucine and replacement of the tenth amino acid glycine with an ethylamide (NH-CH_2CH_3) moiety. Replacement of Gly^{10}-NH_2 with NH-CH_2CH_3 yields an analogue five times more potent than native GnRH and results from decreased degradation by pituitary peptidases causing more protracted receptor binding. Substitution of Gly^6 with the D-amino acid, leucine, also results in an agonist with five times the potency of GnRH by stabilizing the "hairpin" bend of the molecule and making it less susceptible to endopeptidase degradation. The combination of these two substitutions yields a GnRH agonist with orders of potency 15 to 20 times that of native GnRH.

The binding of Lupron to pituitary GnRH receptors leads to microaggregation of GnRH agonist-receptor complexes and their internalization. This protracted binding leads to marked receptor loss or down regulation. The combination of a long half-life and enhanced potency of Lupron mimics the action of a continuous high-dose GnRH infusion, causing initial stimulation of LH and FSH release, followed by a protracted hypogonadotropic hypogonadal state and decreased sex steroid production into the castrate range. Furthermore, there is evidence that GnRHa administration alters the ratio of LH immunoactive to bioactive fragments, leading to a marked reduction in the bioactive fraction [2].

Rationale for using GnRHa for controlled ovarian hyperstimulation

As FSH begins to rise in the late luteal phase and progressively into the early follicular phase the process of follicle recruitment and selection from the cohort of gonadotropin dependent and receptive follicles begins. If this FSH rise could be suppressed by the administration of a GnRHa from the early to mid luteal phase of the cycle, then the exogenous administration of a high dose gonadotropin regime may lead to a more synchronous growth of the cohort of potentially codominant follicles along with the naturally dominant follicle. Furthermore, the effective suppression of abnormal follicular phase LH levels with the use of COH gonadotropin regimes and the incorporation of GnRHa may prevent premature luteinization, better follicle and oocyte maturation and improved fertilization rates. Finally, the effective inhibition of an LH surge permits the timely administration of human chorionic gonadotropin (hCG) and a significant reduction in cancelled cycles prior to oocyte harvest due to an untimed LH surge, abnormal follicle endocrinology or the occurrence of single dominant or co-dominant follicle growth tendencies [3]. Effective suppression of a preovular LH surge reduces the need for intensive midcycle endocrine monitoring and anxiety for both the patient and medical staff.

Classification of the three basic GnRHa – gonadotropin regimes

The three basic GnRHa – gonadotropin regimes are classified according to when the GnRHa is commenced in relation to gonadotropins within the menstrual cycle. The 3 GnRHa-gonadotropin regimes are as follows: (1) luteal phase GnRHa administration for gonadotropin suppression followed by gonadotropins about 10 days later when estradiol (E_2) levels fall into the castrate or near castrate range, (2) the follicular phase GnRHa administration for gonadotropin suppression followed by gonadotropins when E_2 levels fall towards the castrate range and the ovaries are free of functional ovarian cysts, and (3) concurrent GnRHa plus gonadotropin administration beginning in the early follicular phase. This regime takes advantage of the GnRH agonist's initial endogenous release of stored pituitary gonadotropin plus the exogenous administration of gonadotropins. These 3 GnRHa – gonadotropin regimes are outlined in Fig. 1.

Rationale for choosing a particular Lupron-gonadotropin regime

The use of a GnRHa such as Lupron starting on day 3 of the follicular phase in order to suppress gonadotropins and ovarian estrogen secretion is effective after 10 to 20 days of GnRHa administration. In our experience the initial agonist effect of Lupron using either 1 mg s.c. daily or 0.5 mg s.c. daily from day 3 of the follicular phase, induces significant follicle growth and E_2 secretion during the first week of administration in about 30% of women. Eventually, once FSH and LH levels are suppressed, these follicles are starved of gonadotropin support and eventually they regress and E_2 levels fall to values of less than 30–50 pg/ml. This suppression process may take 7 to 20 days before exogenous gonadotropins can be commenced. Once these base line values of E_2 and gonadotropins are established the outcome in terms of follicle growth, oocyte recovery and fertilization rate are good. However the high incidence of agonist

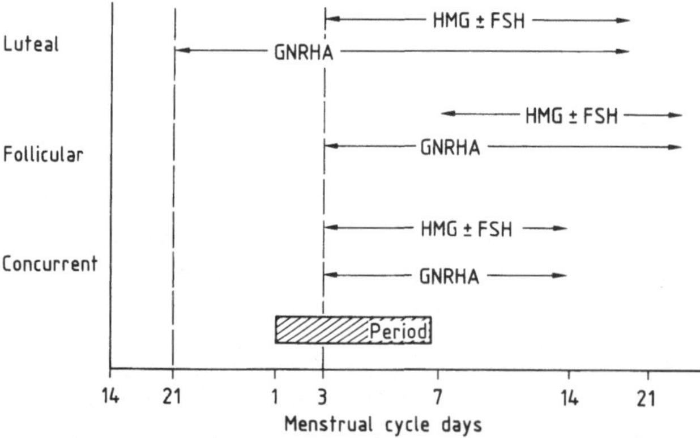

Fig. 1. Time relationships of the three basic GnRHa-gonadotropin strategies for controlled ovarian hyperstimulation

stimulation of follicle growth has influenced our decision to abandon this method of Lupron-gonadotropin administration in favor of the luteal phase GnRHa administration from day 21 for 10 days followed by gonadotropins or the early follicular phase concurrent administration of Lupron and gonadotropins from day 3 of the menstrual cycle. Our experiences with these two regimes is outlined.

Comparison of a luteal phase Lupron suppression followed by gonadotropins and a follicular phase concurrent Lupron-gonadotropin regime

The efficacy of utilizing the initial agonist effect of a gonadotropin releasing hormone agonist (GnRHa) such as Lupron on follicular phase day 3, concurrently with the administration of a gonadotropin remains controversial [4, 5].

The primary intention of this study was to measure follicular endocrine responses to the concurrent day 3 administration of Lupron and Pergonal (human menopausal gonadotropin, hMG, Serono Laboratories) and compare them to the endocrine responses, following the more established pituitary desensitization regime, where Lupron is begun on day 21 of the previous luteal phase, followed by Pergonal, 10 days later. A comparison of the number of oocytes harvested, and fertilization rates was also evaluated.

In the initial study 40 women were matched for age (average age 37 years) and infertility status and prospectively randomized into two groups for COH as follows. Group 1 ($n = 20$) were treated with Lupron 1 mg per day by subcutaneous (sc) injection for 10 days commencing on day 21 of the menstrual cycle. The dose of Lupron was then reduced to 0.5 mg and continued until the administration of hCG. Pergonal, 3 ampoules per day (225 IU) was also commenced from day 31 for 5 days and altered accordingly, thereafter, depending upon the E_2 and follicle response. Group 2 ($n = 20$) were treated with Lupron 0.5 mg sc daily from day 3 of the menstrual cycle until the day of hCG. Pergonal, 3 ampoules per day was commenced concurrently from day 3 for 5 days and altered accordingly, thereafter, depending upon the E_2 and follicle responses (see Fig. 1, luteal versus concurrent GnRHa-gonadotropin regimes). The results are outlined in Table 1.

These results demonstrate that the E_2 and follicle growth response is comparable with both regimes. The number of oocytes retrieved and fertilization rates are also comparable. However the number of ampoules of Pergonal and days of stimulation required with the concurrent day 3 regimes is less.

Peripheral venous blood was taken from these women on the first day of Pergonal administration (follicular phase day 3), follicular phase (fp) day 5, fp day 7, day of hCG, hCG−1, hCG−2 and hCG+7. Estimates of E_2 and P_4 were performed by double antibody radioimmuno assay (Pantex, Santa Monica, CA) and LH and FSH also by radioimmuno assay (Serono, Italy). An analysis of the endocrine responses to the two regimes is outlined in Table 2.

With respect to E_2 response, it is more rapid in the day 3 concurrent regime, and although the levels are comparable about the time of hCG it takes a further 2 to 3 days of Pergonal in the day 21 regime to achieve such levels. The agonist

Table 1. Day 3 versus day 21 Lupron-Pergonal regimes

	Concurrent follicular day 3	Luteal day 21	P
Total ampoules of Pergonal used	26 ± 4	38 ± 5	< 0.01
Days of COH	8 ± 0.7	11 ± 0.9	< 0.05
E_2, day of hCG (pg/ml)	1439 ± 180	1422 ± 220	NS
No. dominant follicles at hCG	9.1 ± 0.6	9.2 ± 0.6	NS
Max. diam. of follicle at hCG (mm)	18.2 ± 0.7	19.4 ± 0.8	NS
Mean diam. of follicles at hCG (mm)	15.1 ± 0.5	14.3 ± 0.6	NS
Follicles aspirated	11 ± 1	9 ± 0.7	NS
Oocytes recovered	9 ± 0.8	8 ± 0.8	NS
% oocytes fertilized	57%	64%	NS
Day + 7 progesterone (ng/ml)	39 ± 6	53 ± 7	NS
Day + 14 progesterone	46 ± 7	37 ± 10	NS

Table 2. Endocrine data for day 21 versus day 3 GnRHa-HMG regimes

Cycle day		fp 3	fp 5	fp 7	hCG -2	hCG -1	hCG
E_2 (pg/ml)	GP1	26[a]	33[c]	135[e]	571[e]	895[e]	1422[e]
	GP2	47[a]	186	284[e]	662[e]	1081[e]	1439[e]
P_4 (ng/ml)	GP1	0.5[e]	0.2[c]	0.3[a]	0.4[a]	0.5[a]	0.5[a]
	GP2	0.7[e]	2.3	1.9	1.3	1.0	0.8
LH (mIU/ml)	GP1	4.5[e]	6.3[c]	3.1[d]	3.2[b]	3.2[c]	3.5[c]
	GP2	6.7[e]	44	17	9.3	9.3	8.6
FSH (mIU/ml)	GP1	4[c]	9[b]	23[e]	34[e]	34[e]	32[e]
	GP2	15	39	29	30	36	33

Mann-Whitney: [a] $P < 0.05$, [b] $P < 0.01$, [c] $P < 0.001$, [d] $P < 0.0001$, [e] ns

effects of the day 3 concurrent regime on LH and FSH are evident. Elevation of LH and P_4 persist's throughout the follicular phase following the concurrent administration of Lupron and Pergonal.

To date, the live birth rate (clinical pregnancies less the abortion rate) per treatment cycles of IVF commenced (surgeries + cancelled cycles) was 7/42 or 17% for the day 21 luteal phase Lupron suppression regime compared to 9/99 or 9% for the day 3, concurrent Lupron-gonadotropin regime. For GIFT, the live birth rate per treatment cycle commenced was 10/52 or 19% for the day 21 luteal phase Lupron suppression regime compared to 11/87 or 13% for the day 3, concurrent Lupron-gonadotropin regime. The abortion rate for IVF and GIFT and the day 21 and day 3 regimes was comparable with an overall incidence of 13 abortions from 60 clinical pregnancies (22%). In conclusion, this preliminary data indicates a trend towards a higher overall successful birth rate per treatment cycle for both IVF (17%) and GIFT (19%) for the day 21 Lupron regime when compared to the day 3 Lupron-gonadotropin regime for IVF (9%) and GIFT (13%).

In this study, the high early follicular levels of LH and progesterone following the day 3 concurrent Lupron/Pergonal regime does not appear to compromise, (1) follicle growth rates, (2) number of dominant follicles, (3) the effective suppression of an LH surge, (4) number of oocytes fertilized, (5) number of embryos transferred, or (6) luteal levels of progesterone, when compared to the day 21 Lupron suppression regime.

Since there is a higher and earlier rise in FSH following the concurrent administration of Lupron and Pergonal on day 3, despite similar doses of exogenous Pergonal being administered in the day 21 regime, it is hypothesized that this regime takes advantage of the initial agonist effects of Lupron to release endogenous FSH in a synchronous fashion. This is also reflected in a significant reduction in the number of ampoules of Pergonal required and a reduction in the duration of gonadotropin stimulation by at least 2 days, for a similar endocrine and follicle growth response.

Some of the potential harmful effects of the day 3, agonist related elevation of LH and P_4, which persists throughout the follicular phase, when compared to the day 21, pituitary desensitization regime, may be overcome in some way by the significantly higher levels of FSH and E_2 from day 3, through day 5.

However the reduction in live birth rate per treatment cycle for both IVF and GIFT for the day 3 compared to the day 21 Lupron regime suggests that the unphysiological levels of P_4 and LH throughout the follicular phase may have subtle but harmful effects on normal follicular, oocyte or luteal function leading to less competent embryos or a less favorable endometrium, or a combination of both factors, for successful implantation.

Based upon these observations we would recommend the day 21 Lupron luteal suppression regime to (1) ovulating women, (2) women with preexisting functional ovarian cysts or (3) preexisting endocrine disorders such as polystistic ovarian disease for at least 10 days, or until the circulating E_2 level is less than 50 pg/ml, before commencing gonadotropins for COH for IVF or GIFT procedures. We would reserve the day 3 concurrent Lupron-gonadotropin regime for women with significant hypothalamic-pituitary hypogonadal function who do not require ovarian suppression. These women may not respond with a significant and potentially harmful agonist release of endogenous gonadotropins due to depleted endogenous pituitary storage from lack of hypothalamic GnRH stimulation. This hypothesis, however, remains to be tested. Care should be taken to exclude pregnancy in a woman who commences the day 21 luteal phase Lupron regime where there is tubal patency by performing either E_2, P_4, or hCG estimations prior to gonadotropin administration [6].

Overall conclusions

It has been clearly demonstrated in a number of studies involving COH with gonadotropins for IVF & GIFT procedures that the incorporation of a GnRH analogue such as Lupron has many benefits for women classed as (1) poor responders with endocrine abnormalities such as a poor E_2 response, premature E_2 decline or high follicular LH or progesterone levels, (2) the presence of functional cysts and (3) in otherwise normal ovulatory women.

Furthermore, there is increasing evidence that the use of Lupron in conjunction with gonadotropins may improve the quality of oocytes as reflected by an associated improved pregnancy rate following IVF & GIFT procedures [3].

The use of leuprolide with gonadotropins significantly reduces the number of cancelled cycles from approximately 20% to less than 5% due to a more predictable follicle response, inhibition of an LH surge and better timing of hCG. Leuprolide has lead to a simplification of hormone administration, less midcycle monitoring and an increase efficiency between cycles commenced, oocyte harvest and pregnancy rate. From our experience in the use of Lupron with gonadotropins in over 500 GIFT/IVF cycles, we now recommend it for use in *all* controlled ovarian hyperstimulation cycles where gonadotropins are used. Furthermore, the incorporation of Lupron with gonadotropins for COH is cost effective and reduces anxiety and uncertainty significantly, in both the patient and staff with respect to the lower risk of cancelling a treatment cycle prior to oocyte harvest.

References

1. Knobil E (1980) The neuroendocrine control of the menstrual cycle. Recent Prog Horm Res 36:53–88
2. Meldrum DR, Tsao Z, Monroe SE (1984) Stimulation of LH fragments with reduced bioactivity following GnRH agonist administration in women. J Clin Endocrinol Metab 58:755–757
3. Serafini P, Stone B, Kerin J, Batzofin J, Quinn P, Marrs R (1988) An alternate approach to controlled ovarian hyperstimulation in "poor responders": pretreatment with a gonadotropin-releasing hormone analog. Fertil Steril 49:90–95
4. Brzyski RG, Mausher SJ, Droesch K, Simonetti S, Jones GS, Rosenwaks Z (1988) Follicular atresia associated with concurrent initiation of gonadotropin-releasing hormone agonist and follicle-stimulating hormone for oocyte recruitment. Fertil Steril 50:917–921
5. Katayama KP, Roesler M, Gunnarson C, Stehlik E, Jagusch S (1988) Short-term use of gonadotropin-releasing hormone agonist (Leuprolide) for in vitro fertilization. J In Vitro Fertil Embryo Transfer 5:332–334
6. Serafini P, Batzofin J, Kerin J, Marrs R (1988) Pregnancy: a risk to initiation of leuprolide acetate during the luteal phase before controlled ovarian hyperstimulation. Fertil Steril 50:371–372

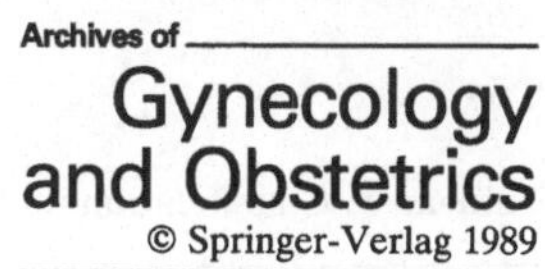
Archives of
Gynecology
and Obstetrics
© Springer-Verlag 1989

Syndrome d'hyperstimulation ovarienne

M. Germond, M.-C. Gaillard et A. Senn

Départment de Gynécologie et d'Obstétrique, CHUV, Ch-1011 Lausanne, Switzerland

Résumé

Le syndrome d'hyperstimulation ovarienne (SHO) peut être défini comme étant une pathologie iatrogène secondaire à l'administration de principes actifs administrés en vue d'obtenir une maturation folliculaire et une ovulation. L'étiologie, la physiopathologie, les moyen diagnostiques ainsi que les mesures thérapeutiques à disposition sont discutés. Un modèle théorique, basé sur l'analyse de données cliniques, nous permet d'évaluer les critères qui nous autoriseront à déterminer prospectivement le risque potentiel de voir se développer cette pathologie.

Summary

The ovarian hyperstimulation syndrom (SHO) can be defined as an iatrogenic pathology induced by active substances administered for controlling follicular maturation and ovulation. The etiology, the physiopathology, the diagnostic and therapeutic methods available are discussed. A theoretical model, based on clinical data, allows identification of a set of criteria which should help determining prospectively the chances of development of such a pathology.

L'induction de l'ovulation est largement utilisée en pratique gynécologique courante. L'utilisation de tous les principes actifs développés pour favoriser le recrutement folliculaire, la maturation des follicules ainsi que l'induction de l'ovulation, a été associée à la survenue d'un syndrome d'hyperstimulation ovarienne (SHO).

Le développement des techniques ayant recours à la biologie de la reproduction nécessite la création de cycles hyperstimulés ou «supraphysiologiques». En effet, au cours d'un cycle de Fertilisation in Vitro (FIV) un nombre optimal d'ovocytes doit être obtenu. Ce fait conditionnera le nombre d'embryons à

Tableau 1. Classificaîtion du SHO

OMS (1973)	I		II		III	
Rabau et coll.	I	II	III	IV	V	VI
Production stéroïdienne excessive	+	+	+	+	+	+
Gros ovaires		+	+	+	+	+
Inconfort abdominal		+	+	+	+	+
Kystes ovariens palpables		?	+	+	+	+
Distension abdominale			+	+	+	+
Nausées			+	+	+	+
Vomissements			+	+	+	+
Diarrhées				?	+	+
Ascite					+	+
Hydrothorax						+
Hémoconcentration sévère						+
Accidents thrombo-emboliques						?

disposition pour un transfert, donc le taux de grossesses: les embryons surnuméraires seront congelés.

Mais plus élevées sont les chances d'obtenir une grossesse, plus haut sera le risque d'induction d'un SHO.

Définition

Le SHO est une pathologie iatrogène qui est classée en trois degrés par Lunenfeld et coll. [8], puis par l'OMS: caractérisée par les effets d'une production massive de stéroïdes et de métabolites, vraisemblablement libérés par le corps jaune hyperactif, cette pathologie est multi-systémique.

Une atteinte des capillaires ovariens permet une extravasation de liquide attiré par les protéines qui ont fui: ainsi se crée une ascite et le cortège pathologique qui en découle. Les classifications de Lunenfeld and Coll. ainsi que celles de l'OMS sont illustrées dans le Tableau 1 [1]. Le grade I est infraclinique; il est caractérisé par une augmentation de la taille ovarienne ainsi que par un taux d'Estradiol et de Progestérone élevé en phase lutéale.

Le grade II associe la présence d'ovaires nettement agrandis à une gêne abdominale, des nausées et des vômissements. La rapide péjoration de l'état général de la patiente caractérise le grade III: apparaissent douleurs abdominales, ascite, prise pondérale, hydrothorax, dyspnée, oligoanurie, syndrome de petit débit, accidents hémorragiques intra-ovariens, thromboses veineuses profondes, ARDS (Adult Respiratory Distress Syndrom), décès.

Quand apparaîtra un SHO?

Un SHO apparaîtra dans des situations différentes, ayant comme trait commun la présence de LH et/ou de HCG:

- Echappement au contrôle d'une stimulation induite en vue d'obtenir la maturation d'un seul follicule, dans le cadre d'une dysovulation ou d'une anovulation.
- Hyperstimulation provoquée et recherchée (FIVETE, GIFT ...).
- Conditions para-physiologiques caractérisées par une production exacerbée de HCG: môle [6], choriocarcinome, grossesse multiple non induite [11].

L'apparition d'un SHO a été associée à l'utilisation des principes actifs suivants:

Citrate de Clomiphène

Le SHO est dans la majorité des cas bénin: les cas graves sont rares, mais ont été décrits: ils surviendront surtout en cas d'administration du principe actif pendant une longue durée [4]: quand le traitement dépasse 7 jours. Un SHO discret apparaîtra dans 5,4% en cas de traitement unique, et dans 7,8% des cas après induction répétée.

Dans le cadre de la FIVETE, l'aspiration du contenu des follicules qui emporte de nombreuses cellules de la granulosa, permettrait d'éviter l'apparition d'un SHO. Des cas isolés d'hyperstimulation grave ont cependant été décrits dans ces circonstances [13]. L'association du Citrate de Clomiphène et des HMG augmente le risque d'apparition du SHO.

HMG

Scheuker [12] signale un risque de SHO proportionnel à la dose administrée de HMG: ces faits sont confirmés par un modèle animal. Le rapport FSH/LH des préparations aurait une importance dans l'incidence du SHO et certains auteurs préconisent l'utilisation de préparations contenant peu de LH: ce fait n'est pas prouvé.

Il est démontré que l'abstention d'administration de HCG éviterait l'apparition d'un SHO. L'induction de l'ovulation par GnRH a été proposée dans ces cas: ce geste serait moins générateur de SHO que l'administration de HCG: aucune preuve n'a été apportée à cette assertion. L'incidence du SHO est représentée dans le Tableau 2:

Tabelau 2: Incidence du SHO: modifié d'après Lunenfeld. Induction de l'ovulation: VII ESCO: Monte-Carlo, 26 septembre 1984

Auteurs	n patientes	SHO modéré	SHO sévère
A.D.P. (1981)	4008	3.7%	0.9%
Caspi et coll. (1976)	343	6.0	1.2
Ellis et coll. (1979)	322	5.0	0.6
Spadoni et coll. (1974)	225	4.4	1.8
Thompson et coll. (1970)	2798	?	1.3
Lunenfeld et coll. (1982)	3646	3.1	0.25

Analogues de la LHRH

LHRH pulsé. Ce mode d'utilisation respecte la physiologie: Lunenfeld signale dans une synthèse des études réalisées entre 1980 et 1984, 1,1% d'hyperstimulation: ce fait se produirait chez des patientes qui montrent des variations spontanées de la fréquence des pulses de GnRH endogène et qui suivent un traitement par pompe: par exemple, une patiente anorexique qui prend du poids mais qui reste aménorrhéique doit être considérée comme étant à risque [14].

Utilisation continue des analogues de la LHRH. Down regulation: associée à une stimulation par HMG.

Ce type de «freinage-stimulation» est proposé dans le cadre de la stimulation en vue de FIVETE: les avantages évoqués sont:
- l'absence de sécrétion de LH endogène,
- la maturation plus homogène des ovocytes ainsi que la programmation aisée des cycles.

Le risque de SHO dans ce contexte est lié à l'administration de HMG et/ou de FSH: le meilleur recrutement folliculaire nécessite la plus grande prudence dans le maniement de ces principes actifs. Lindner décrit [7] une augmentation importante de l'incidence du SHO malgré une récolte d'ovocytes soigneuse (Tableau 3).

Le développement d'un SHO dépendra aussi de la pathologie de base qui a nécessité l'induction du traitement. Les patientes hypogonadotropes développeront moins facilement un SHO que les patientes normogonadotropes ou hyperandrogéniques [2]. Les patientes souffrant de PCO présentent un risque particulièrement élevé, lié à la présence de nombreux follicules à des stades de fonction et de développement différents [15].

Mécanisme

La Fig. 1 illustre le schéma physio-pathologique du SHO. Les principes exacts de la génèse de cette pathologie ne sont pas connus: plusieurs métabolites ont été impliqués dans ce mécanisme: histamine, prolactine, prostaglandine, rénine.
1. L'histamine serait impliquée dans la génèse du SHO. Pride and coll. montrent [9] chez le lapin que l'administration de chlorphénaramine previeut

Tableau 3. Incidence du SHO en cas d'utilisation des analogues de la LHRH (modifié selon Lindner et coll.)

	Modéré	Sévère
HMG	10	0.1
Buserelin®-HMG	23	0.8
Décapeptyl®-HMG	40	5.5
Décapeptyl retard® HMG (Maternite CHUV)	5.2	1.7

l'augmentation de la taille des ovaires et la production des PGF ovariennes, mais n'affecte pas la stéroïdogénèse. Un seul cas mentionnant l'action bénéfique de ce principe actif est signalé chez la femme [5].

2. Prostaglandine: L'indométacine a été utilisée chez le lapin et préviendrait le développement de SHO: son action chez la femme n'est pas prouvée.

3. Systéme rénine-angiotensine: L'angiotensine II induit une vasoconstriction artériolaire, une augmentation de la résistance post-capillaire et une augmentation de la perméabilité capillaire [3]. L'angiotensine II est aussi impliquée dans la génèse de la néovascularisation [10, 16] capillaire; il est tentant d'inclure ce principe actif dans la génèse ou au moins l'entretien de l'ascite.

Comment prévenir la venue d'un SHO

Adapter la dose des médicaments:
– Citrate de Clomiphène: la posologie usuelle doit être respectée (50 à 150 mg) et la durée de l'administration ne devrait pas dépasser 6 jours.

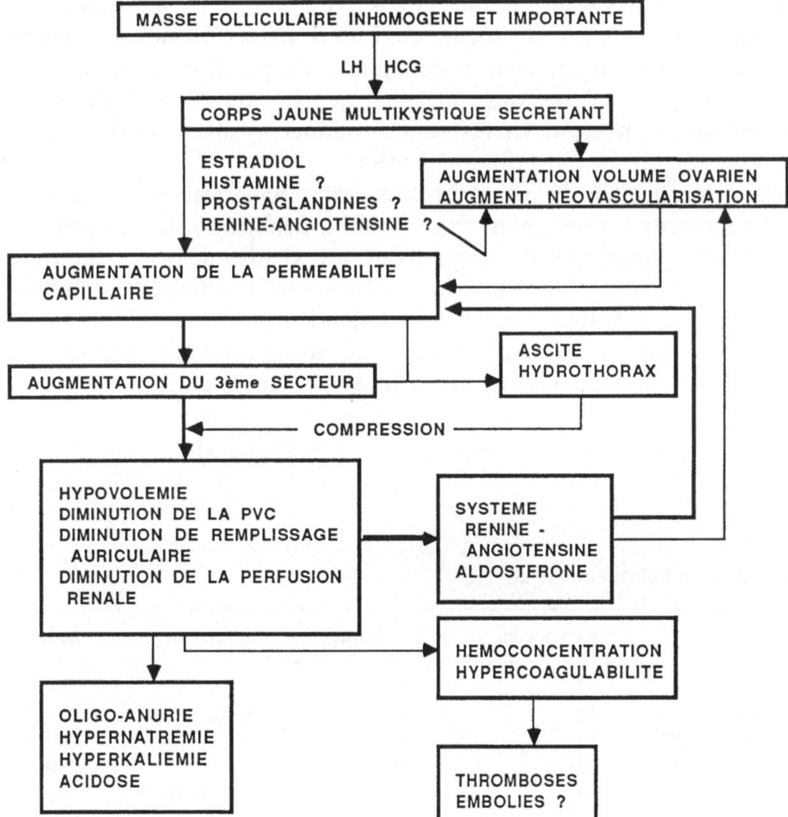

Fig. 1. Modèle physiopathologique du SHO

– HMG, FSH purifiée: la dose doit être adaptée à la réponse ovarienne; elle est l'objet de variations importantes, inter- et intraindividuelles.

Seul un tracking exact de la maturation folliculaire, basé sur l'étude des dosages répétés de l'Estradiol et sur l'échographie, sera utile. Dans les cas où un nombre de follicules égal ou supérieur à 8 atteint un diamètre de 20 mm, soit un taux d'Estradiol > ou = 8 nmol/l, trois options sont possibles.

1. Abandon du cycle sans administration de HCG et rapports sexuels protégés jusqu'aux prochaines règles.
2. Administration de HCG, aspiration du contenu de tous les follicules sauf de deux d'entre eux; les ovocytes obtenus seront fécondés in vitro, les embryons ainsi obtenus seront congelés et transférés au cours de cycle ultérieur après décongélation.
3. Administration de HCG et récolte d'ovocytes en vue de FIVETE au cours du même cycle (congélation des ovocytes surnuméraires).

En 1988, la stimulation entreprise comme traitement d'une dysovulation chez 7 patientes a échappé à notre contrôle rigoureux: nous avons dans ces cas administré 5000 U de HCG et récolté des ovocytes: le décours de ces cycles est résumé dans le Tableau 4:

Deux grossesses cliniques sont obtenues: il est évident qu'il n'est pas possible de savoir si ces grossesses sont la conséquence d'un transfert d'embryons ou de la stimulation. Un SHO n'a pu être évité malgré l'aspiration soigneuse du contenu des follicules, chez l'une des patientes qui souffre d'un PCO: cette patiente est actuellement enceinte. Le test de fécondance ayant été positif, elle a été ensuite traitée avec succès par pompe à LHRH.

L'OMS préconise en 1976 de ne pas déclencher l'ovulation quand le taux plasmatique est supérieur à 1500 pg/ml = 5,5 nmol/l. Malgré toutes les précautions prises, certaines patientes développeront un syndrome avec un taux d'Estradiol relativement bas, alors que d'autres resteront strictement asymptomatiques avec un taux d'Estradiol extrêmement élevé.

L'idéal serait d'affiner les moyens qui nous permettent de réaliser un pronostic quand nous nous trouvons confrontés à une situation que nous pensons être à risque.

Tableau 4. Cas de réduction folliculaire (1988)

CAS	Stimul.	n ovocytes	% Fécondés	Décours	SHO
1	HMG/HCG	7	100	—	Non
2	HMG/HCG	11	36	Grossesse	Non
3	HMG/HCG	11	0	—	Non
4	HMG/HCG	7	0	—	Non
5	HMG/HCG	5	100	Gross. Bioch.	Non
6	HMG/HCG	7	57	—	Oui
7	HMG/HCG	4	100	Grossesse	Non

Cas particulier des FIVETE

La population que forment les patients FIVETE présente un double intérêt dans ce contexte.
– Ces patientes sont hyperstimulées dans le but de produire de nombreux ovocytes.
– Un soutien de la phase lutéale par administration de progestérone ou de HCG est proposé par de nombreux auteurs.
Certaines études parleraient en faveur d'un taux de grossesses amélioré par ce type de traitement:
– Diminution de la fréquence des phases lutéales courtes
– Suppression de l'effondrement rapide des taux d'Estradiol et de Progestérone après la récolte d'ovocytes.
Depuis deux ans, nous utilisons les analogues de la LHRH de façon systématique dans les stimulations en vue de FIVETE.

Deux protocoles sont appliqués:
Le protocole «court» consiste à administrer une ampoule de Décapeptyl® 0,1 mg le matin dès le 2ème jour du cycle; la stimulation par HMG est réalisée le soir: elle est adaptée au taux d'Estradiol qui est dosé quotidiennement.

Le protocole «long» consiste à administrer une ampoule de DTRP-6 «retard»: la stimulation par HMG ne débutera qu'après objectivation d'un taux d'Estradiol inférieur à 0,05 nmol/l.

La phase lutéale est soutenue systématiquement par des HCG (PROFASI® 1000 UI chaque 48 heures). Nous avons étudié l'incidence du SHO dans cette population.

Etude du SHO dans une population de patientes FIVETE

Cette étude se compose d'une première phase rétrospective, puis d'une seconde phase prospective celle-là (Tableau 5): les buts de cette étude sont les suivants:
1. Recherche de facteurs éventuels qui nous auraient permis de prédire la survenue d'un SHO (première phase)
2. Influence de l'adaptation des doses de HCG sur l'incidence de ce syndrome (deuxième phase).

Tableau 5. Définition des groupes

Phase	Groupe	Clinique	n	n	n
Phase I	A	SHO	8		
	B	Absence SHO	106	114	
					193
Phase II	C	SHO	3		
	D	Absence SHO	76	79	

Les critères étudiés sont les suivants:
- à l'aide d'un questionnaire adressé à toutes les patientes: 28 questions concernant la symptomatologie, le moment d'apparition des symptômes, leur intensité, leur durée … sont posées: chaque réponse a été vérifiée par téléphone.
97 critères biologiques, biochimiques et cliniques, concernant chaque cycle de traitement sont saisis et analysés. Seuls certains paramètres, définis ci-dessous, seront étudiés ici. Une corrélation est cherchée entre ces différents paramètres, dans le but de détecter un ou des facteurs prédictifs de l'apparition d'un SHO. Les tests statistiques utilisés sont le test de Student et le Chi carré.

Résultats

Ces résultats nous donnent une première indication: Si une hyperstimulation de grade I est observée dans tous les cas, un SHO de grades II et III survient avec la même fréquence dans tous les cas soutenus, de façon indépendante du mode de soutien de la phase lutéale par des HCG (Tableau 6).

Sur un plan clinique, les seuls critères qui permettent de soupçonner l'apparition d'un SHO sont le taux d'Estradiol à OPU-1 (1 jour avant la récolte d'ovocytes) et le nombre d'ovocytes récoltés: ces deux paramètres sont le reflet de la masse folliculaire qui est susceptible de sécréter des substances actives en cours de phase lutéale: ces données rejoignent celles que l'on trouve dans la littérature et ne changent en rien notre attitude.
1. La stimulation administrée n'aurait pu être allégée dans ces cas, vu qu'une hyperstimulation était recherchée.
2. L'adaptation de la dose de HCG en fonction de l'apparition de symptômes révélateurs de l'apparition d'un SHO ne change rien à son incidence (Tableau 7).

Tableau 6. Incidence

	Phase I	Phase II	Stat
Fréquence du SHO G I	100%	100%	NS
Fréquence du SHO G II	5.2%	3.8%	NS
Fréquence du SHO G III	1.7%	0	NS

Tableau 7. Critères biologiques et biochimiques

	A	B	C	D
Nombre d'ampoules	NS	NS	NS	NS
Estradiol à OPU-1	[b]	[b]	[b]	[b]
Nombre d'ovocytes	[a]	[a]	[b]	[b]
% d'ovocytes fécondés	NS	NS	[a]	[a]
Echecs de nidation	NS	NS	NS	NS
Grossesses	NS	NS	NS	NS

[a] $P < 0.005$; [b] $P < 0.001$

Ces résultats nous ont poussés à étudier la population de l'ensemble des patientes qui ont présenté un SHO grades II et III (11 cas sur 193, soit 5,6% de notre population). Le taux d'Estradiol semble être un des rares paramètres prédictifs d'un SHO: nous avons étudié de plus près cette population (Fig. 2):

Forts du fait que la majorité des SHO apparaissent quand un taux élevé d'Estradiol est atteint, nous avons étudié la répartition des fréquences cumulées des cas de SHO, toujours en fonction du taux d'Estradiol: cette analyse est illustrée dans la Fig. 3:

Cette courbe complexe est composée de deux hyperboles et de la zone B', caractérisée par une inflexion: elle permet de définir une «variante de population» qui n'est pas retrouvée dans la même représentation graphique de la population des patientes qui n'ont pas développé de SHO (Fig. 4):

Cette répartition est hyperbolique mais non homogène: Elle est divisible en trois populations (D', E', F'); quels sont les critères qui caractérisent ces 6 sous-

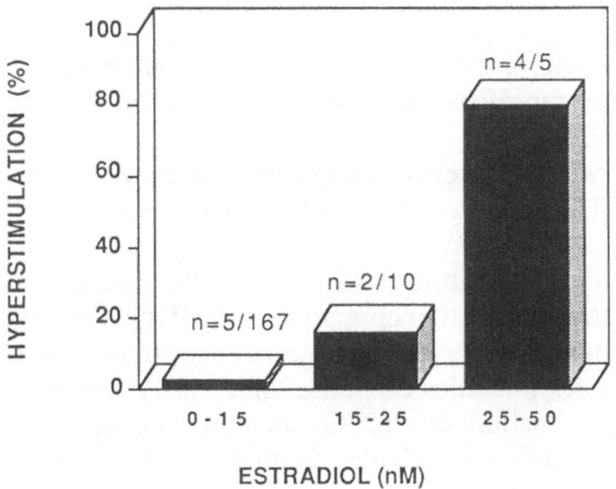

Fig. 2. Distribution des SHO en fonction du taux d'Estradiol

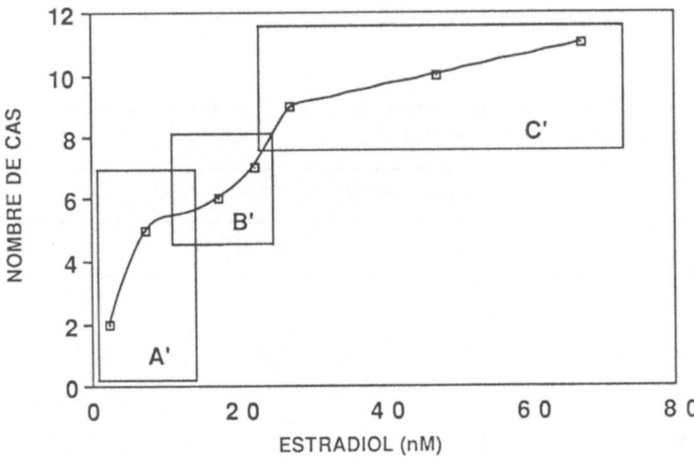

Fig. 3. Répartition des fréquences cumulées des cas de SHO en fonction de E_2

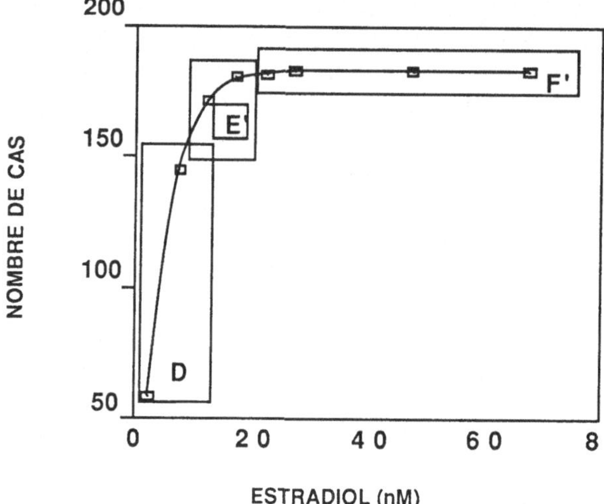

Fig. 4. Répartition cumulée des cas non objectivés en fonction du taux d'Estradiol

populations? Sont-ils identiques à ceux qui feront réagir deux populations qui présentent un taux de E_2 identique, tantôt par les manifestations d'un SHO et tantôt par une symptomatologie fruste?

Différents paramètres susceptibles d'influencer ce fait ont été étudiés: Age, Indication au traitement de FIVETE, se retrouvent avec une fréquence identique dans les deux groupes.

La fréquence de la présence d'un syndrome des ovaires polykystiques est augmentée dans le groupe des patientes qui développeront un SHO. Comme nous l'avons déjà vu, une sensibilité exacerbée aux gonadotrophines serait expliquée par la présence de multiples follicules de petite taille, susceptibles de subir une maturation tardive, sous l'action des HCG, au cours de la phase lutéale. Un signe indirect de la présence de follicules dysmatures peut être le rapport élevé du nombre de follicules ponctionnés sur le nombre d'ovocytes récoltés puis surtout fertilisés: Ce fait est observé dans le groupe des patientes dont le taux de E_2 est supérieur à 15 nmol/l: le taux de fécondation des ovocytes chute de façon importante (Tableau 8).

Tableau 8. Répartition du rapport Nombre de follicules ponctionnés/nombre d'ovocytes récoltés (F/O) et du taux de fertilisation en fonction du taux d'Estradiol

		Estradiol: nmol/l		
		0–15	15–25	> 25
Absence de SHO				
	F/O	1.34	1.34	1.81
$n = 114$	Taux fertilisation	63%	70%[a]	72%[b]
SHO présent				
	F/O	1.1	1.89	0.9
$n = 11$	Taux fertilisation	53%	43%[a]	30%[b]

[a] $P > 0.01$;   [b] $P > 0.01$

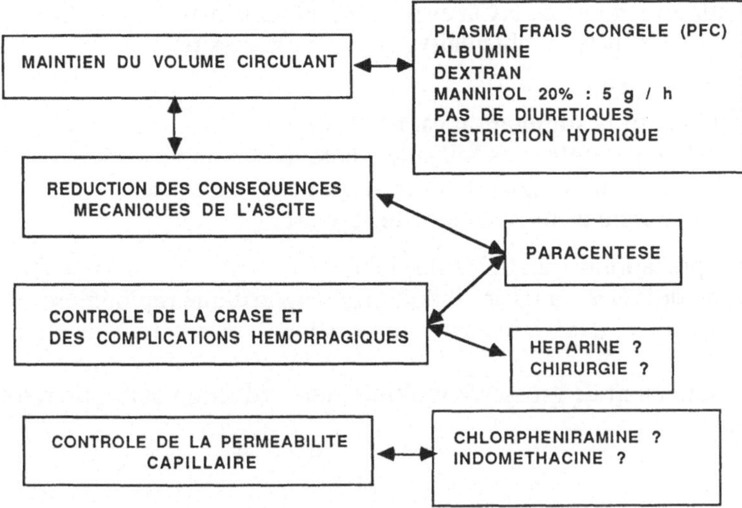

Fig. 5. Mesures thérapeutiques à disposition en cas de SHO

Le taux de fécondation est significativement abaissé dans les cas où un SHO se développera: ce fait peut être lié à la dysmaturité des ovocytes récoltés et à l'inhomogénéité des follicules ponctionnés. Ces faits ne permettent pas d'expliquer l'apparition d'un SHO dans le cas où l'Estradiol est inférieur à 15 nmol/l et dans lequel le rapport nombre de follicules ponctionnés/nombre d'ovocytes récoltés est proche de 1.

La majorité des cas qui ont développé un SHO ont répondu fortement à de petites doses de HMG: la réduction folliculaire ne suffira pas à éviter le développement d'un SHO. Le petit nombre de cas étudiés doit faire évaluer ces résultats avec prudence. Ces hypothèses sont cependant dans la ligne des présomptions décrites ailleurs.

Ces faits doivent faire redouter d'autant plus l'apparition d'un SHO. Dans les cas où, malgré toutes les précautions prises, un SHO de grade III survient, les lignes thérapeutiques suivantes peuvent être proposées:
- Hospitalisation précoce
- Surveillance stricte du poids, de la fonction rénale, de la pression veineuse centrale, de la taille des ovaires, de la progression de l'ascite, des troubles électrolytiques, de la crase.
- Les mesures thérapeutiques envisageables sont illustrées dans la Fig. 5.

Conclusions

Le SHO peut être une complication redoutable de toute stimulation ovarienne. Il pourra être évité dans de nombreux cas par:
- Une stimulation prudente et individualisée,
- Un contrôle strict de la maturation folliculaire (E_2, US),

– L'abstention d'administration de HCG en cas d'échappement de la stimulation,
– La réalisation d'une réduction folliculaire, en cas de nécessité.

Il doit être suspecté quand:
– La pathologie indiquant la stimulation est un PCO,
– L'image échographique montre des follicules de taille inhomogène,
– Le taux d'Estradiol croît très rapidement (doublement quotidien),
– Un petit nombre d'ampoules provoque cette réponse.

Quand, malgré ces précautions, un SHO survient:
– En aucun cas il ne doit être banalisé: il doit être diagnostiqué rapidement,
– Le traitement rapide et, dans la mesure du possible, conservateur doit être entrepris,
– En cas de développement de grossesse multiple, une réduction embryonnaire peut être envisagée.

Bibliographie

1. Blankstein J, Bloom S, Lunenfeld B (1986) Pathogénie et traitement des hyperstimulations ovariennes sévères. In: Buvat J, Bringer J (eds) Induction et stimulation de l'ovulation. Doin, Paris, p 163
2. Bettendorf G, Lindner Ch (1987) The ovarian hyperstimulation syndrome. Horm Metab Res 19:519–522
3. Robertson AL, Khairallah PhA (1972) Effects of angiotensin II and some analogues on vascular permeability in the rabbit. Circ Res 31:923–931
4. Kiatner RW (1965) Induction of ovulation with clomiphene citrate (Clomid). Obstet Gynecol 20:873–900
5. Kirshon B, Doody MC, Cotton DB, Gibons W (1988) Management of ovarian hyperstimulation syndrome with chlorpheniramine maleate, mannitol, and invasive hemodynamic monitoring. Obstet Gynecol 71:485–487
6. Klein J (1963) Delayed appearance and rupture of lutein cysts with hydatiform mole. Obstet Gynecol 21:31–32
7. Lindner Ch, Braendle W, Lichtenberg V, Bettendorf G (1988) Analysis of 500 GnRH-agonists/HMG cycles for in vivo fertilization, IVF and GIFT. In: Proceedings of the 4th ESHRE meeting, Barcelona, p 2
8. Lunenfeld B, Insler V, Rabau E (1969) Induction de l'ovulation par les gonadotrophines. In: Moricard R, Ferin J (eds) L'Ovulation. Masson, Paris, p 291
9. Pride SM, Basil Ho Yuen Moon YS (1984) Clinical, endocrinologic, and intraovarian prostaglandin F response to H-1 receptor blockade in the ovarian hyperstimulation syndrome: studies in the rabit model. Am J Obstet Gynecol 148:670–675
10. Robertson AL, Khairallah PhA (1972) Effects of angiotensin II and some analogues on vascular permeability in the rabbit. Circ Res 31:923–931
11. Schenker JG, Polishuk WZ (1967) Ascites in a case of twin pregnancy. J Obstet Gynaecol Br Commonwelth 74:451–453
12. Schenker JG, Weinstein D (1978) Ovarian hyperstimulation syndrome: a current survey. Fertil Steril 30:255–268
13. Van der Merwe, Michell WL, Kruger TF (1988) Severe ovarian hyperstimulation after follicular aspiration. S Afr Med J 73:426–427
14. Vervest HAM, Coelingh-Bennink HJT (1985) Hyperstimulation with GnRH. In: Procedings of the 3rd Ferring Symposium, Noordwijk, Septembre, 11–13, pp 201–206
15. Wang Chun Fu, Gemzell C (1980) The use of human gonadotropins for the induction of ovulation in women with polycystic ovarian disease. Fertil Steril 33:479–486
16. Fernandez LA, Twlicker J, Mead A (1985) Neovascularization produced by angiotensin II. J Lab Clin Med 105:141–145

Arch Gynecol Obstet (1989) 246: S 65–S 66

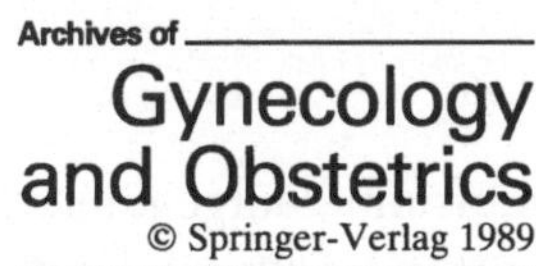

Archives of
Gynecology
and Obstetrics
© Springer-Verlag 1989

Drittes Hauptthema/Troisième thême principal
Prophylaxe sekundärer Menopauseerscheinungen

Einführung

P. J. Keller

Department für Frauenheilkunde, Universitätsspital, CH-8091 Zürich, Schweiz

Die moderne Medizin hat in den industrialisierten Ländern zu einem gewaltigen Anstieg der Lebensdauer des Menschen beigetragen. Noch im späten Mittelalter betrug sie im Mittel lediglich 40 Jahre, so daß nur 5% aller Frauen das 75. Altersjahr erreichen, heute sind es bereits über 60%. Nach den neuesten schweizerischen Zahlen ist die Lebenserwartung der weiblichen Bevölkerung im Begriff, 80 Jahre zu überschreiten, wobei gleichzeitig die Spanne zu derjenigen des Mannes immer größer wird.

Ganz anders hat sich der Zeitpunkt der Menopause – ein Begriff der erstmals 1816 durch den französischen Arzt de Gardonne vorgeschlagen wurde – in den letzten Jahrzehnten lediglich von etwa 40 auf 52 Jahre verschoben, so daß bereits heute in unseren Breitengraden fast 40% aller Frauen in der Postmenopause leben. Diese Tatsache allein wäre selbstverständlich weder therapeutische Maßnahmen noch nicht mehr enden wollende Diskussionen wert, hätte das Erlöschen der Ovarialfunktion nicht eine Vielfalt von Ausfallserscheinung vasomotorischer, psychischer und trophischer Art zur Folge, die unter dem Begriff des klimakterischen Syndroms subsummiert werden. Noch mehr zur Beunruhigung beigetragen haben aber neue und neueste Erkenntnisse, wonach auch die gefürchtete Involutionsosteoporose und ihre Konsequenzen, namentlich die mit einer hohen Invaliditäts- und Mortalitätsrate einhergehenden Schenkelhalsfrakturen zum großen Teil dem postmenopausalen Östrogendefizit anzulasten sind. Schließlich verdichten sich die Daten, die auf ein stark erhöhtes kardio- und möglicherweise cerebrovaskuläres Risiko nach Wegfall der gefäßprotektiven Östrogene hinweisen.

Alle diese Aspekte sind Grund genug, sich eingehend mit dieser Materie zu beschäftigen, um einer möglichen Katastrophe in den folgenden Jahrzehnten entgegenzuwirken. Dabei ist heute der benifizielle Effekt der Östrogensubstitution in der Postmenopause weitgehend unbeschritten, offen ist dagegen die Frage, welche Frauen mit welchen Behandlungsschemen und welchen Dosierungen über wie lange Zeit behandelt werden sollen. Entscheidende Bedeutung kommt namentlich der Frage des Gestagenzusatzes zu, nachdem sich gezeigt hat, daß damit unerwünschten Nebenwirkungen der Östrogene auf das Endometrium entgegengewirkt und möglicherweise auch das Brustkrebsrisiko gesenkt werden kann. Dabei ist die Suche nach in metabolischer Hinsicht optimalen Gestagenen in vollem Gange und der Abwägung von Nutzen und Risiken sowie der daraus resultierenden finanziellen Konsequenzen werden zahlreiche Arbeitssitzungen und große internationale Kongresse gewidmet.

Die folgenden Beiträge sollen einige der genannten Probleme näher beleuchten, sie sind allerdings nur als kurze Übersichten und Statements im Rahmen einer Kongreßveranstaltung zu verstehen, die keinerlei Anspruch auf Vollständigkeit erheben.

Archives of
Gynecology
and Obstetrics
© Springer-Verlag 1989

Pathophysiologische Grundlagen

M. H. Birkhäuser

Universitätsfrauenklinik, CH-3012 Bern, Schweiz

Östrogenproduktion in der Prae- und Postmenopause

Während der fertilen Phase stammt der überwiegende Anteil der Östrogenproduktion aus den Ovarien, die unter Kontrolle der hypophysären Hormone LH und FSH stehen. Die Rückkoppelung zu Hypothalamus und Hypophyse erfolgt durch die Steroide Östradiol und Progesteron sowie das follikuläre Eiweißhormon Inhibin. Bereits während der fertilen Phase werden jedoch auch aus Ovar und Nebennierenrinde stammende Androgene im „peripheren Kompartiment" (vor allem Fettgewebe, Muskulatur, Haut) unter Kontrolle des Enzymes Aromatase zu Östrogenen umgewandelt (sogenannte periphere Aromatisierung).

Währenddem die Anzahl an präantralen Follikeln um die 20. Schwangerschaftswoche 6–7 Millionen beträgt, fällt diese Zahl zum Zeitpunkt der Geburt auf ca. 700000, der Pubertät auf ca. 400000 ab [1]. Da zwischen Menarche und Menopause nur rund 400 ovulatorische Zyklen ablaufen, ist der dominierende Prozeß, der zur Erschöpfung der Ovarien führt, nicht die Ovulation, sondern die Atresie unreifer Follikel [2, 3]. Dies wird auch durch die Tatsache gestützt, daß die Suppression der Ovulation durch hormonale Kontrazeptiva oder das Ausbleiben der Eireifung während längerer Phasen von Amenorrhoe die Fertilität nicht verlängern. In der Prämenopause im engeren Sinne (jenseits des 40. Altersjahrs) verkürzt sich die Follikelphase, die Östradiolwerte in der Zyklusmitte und während der Lutealphase werden tiefer, die mittleren FSH-Werte steigen leicht an [4–6]. Dies führt zu einer Zunahme der Häufigkeit von Lutealinsuffizienz und Anovulation, so daß 30–50% aller Zyklen abnorm verlaufen. Näher bei der Menopause nimmt die gesamte Zykluslänge zu, die Ovulation bleibt schließlich ganz aus und die Zyklustätigkeit erlischt. Allerdings können auch nach der Menopause noch vereinzelt Follikelreifungen ablaufen.

Somit fällt nach der Menopause der Eierstock als Östrogenquelle aus. Die Produktion der postmenopausal vorhandenen Östrogene verlagert sich ins periphere Kompartiment, wo vor allem Androstendion zu Östron aromatisiert wird [7, 8]. Androstendion stammt in der Postmenopause fast ausschließlich aus der Nebennierenrinde und steht daher unter ACTH-Kontrolle. Die Rate der peripheren Aromatisierung steigt von prämenopausal 1,4% auf 2,7% postmenopausal an [9, 10]. Die produzierte Östrogenmenge steht im Zusammenhang mit der Masse des vorhandenen Fettgewebes: Dickere Frauen haben im Mittel höhere Östron- und Östradiolwerte und andererseits auch weniger vasomotorische Beschwerden [11]. Adipositas darf allerdings nicht als Schutz vor den Folgen des Östrogenmangels, wie z.B. der postmenopausalen Osteoporose oder dem Anstieg des kardiovaskulären Risikos, aufgefaßt werden.

Vasomotorische Instabilität

Das Auftreten der vasomotorischen Instabilität setzt eine vorherige Östrogenexposition voraus, wie dies bei der natürlichen und der iatrogenen Menopause der Fall ist. Patientinnen mit Turner-Syndrom haben nur dann Wallungen, wenn sie zuvor mit Östrogenen substituiert worden sind. Auch bei Männern, die zur Behandlung eines Prostatakarzinoms Östrogene erhalten hatten, werden nach Absetzen der Östrogengabe Wallungen beobachtet.

Während einer Wallung steigt der Sauerstoffverbrauch an, die Hauttemperatur erhöht sich, das Fingervolumen nimmt entsprechend der Vasodilatation zu, die Pulsfrequenz beschleunigt sich um ca. 15%. Der subjektiv empfundenen Wallung vorausgehend findet sich ein Anstieg der LH-Sekretion [12]. Allerdings ist LH nicht ursächlich am Entstehen der Wallungen beteiligt, da auch bei hypophysektomierten Frauen und unter vollständiger Blockade der Gonadotropinsekretion durch LH-RH-Analoge Wallungen auftreten [13–15]. Die subjektiv empfundene Wallung beginnt ca. 1,5 Min nach Einsetzen der erhöhten digitalen Perfusion (periphere Vasodilatation, 18). Nach 3–6 Min findet sich ein Adrenalinanstieg, der wie auch der beobachtete Anstieg von ACTH, Cortisol, DHEA und Wachstumshormon eventuell eine Streßantwort ist [16, 17]. Nach rund 5 Min fällt die Körperkerntemperatur ab, was die Patientin als Frösteln empfindet [18]. Nach 6 Min findet sich die maximale digitale Perfusion, nach 12 Min der maximale LH-Anstieg [18]. Die Steigerung der digitalen Perfusion – aber nicht die subjektiv empfundene Wallung – dauert 15–40 Min. Ein Anstieg der digitalen Perfusion findet sich übrigens auch bei Frauen, die subjektiv nicht unter Wallungen leiden.

Da Wallung, Vasodilatation und LH-Anstieg nicht obligat gekoppelt sind, muß gefolgert werden, daß ein gemeinsamer suprahypophysärer Faktor aus höher gelegenen, auf den Östrogenmangel ansprechenden Zentren sowohl den Nucleus arcuatus und damit die LH-Sekretion, als auch die Thermo- und Vasoregulation kontrolliert. Dabei sind vermutlich adrenerge Mechanismen, nicht jedoch die endogene Opiate involviert, da Naloxon die vasomotorische Instabilität und den parallel verlaufenden LH-Anstieg nicht beeinflußt [19–21].

Psychische Veränderungen

Bei der Entstehung perimenopausaler psychischer Veränderungen spielen neben psychologischen Faktoren, wie z. B. dem durch die Menopause vermittelten Gefühl, älter zu werden, oder der Erkenntnis, nicht mehr fortpflanzungsfähig zu sein, und soziologischen Faktoren, die unter anderem durch den Stellenwert der postmenopausalen Frau innerhalb der Gesellschaft definiert sind, auch endokrine Faktoren eine Rolle. Hier kommt den Östrogenen die entscheidende Bedeutung zu. Dennerstein et al. [22, 23] konnten zeigen, daß die Stimmungslage in der Postmenopause durch Östrogene günstig beeinflußt wird. Ebenfalls werden Libido und die sexuelle Erlebnisfähigkeit durch Östrogene positiv beeinflußt [24].

Urogenitales System

Der Östrogenmangel führt zu einer Verdünnung der Schleimhaut von Vagina und Urethra, die größtenteils eine gemeinsame embryologische Herkunft haben (Sinus urogenitalis). Es kommt zu einer Abnahme der Mucosadicke auf 3–4 Zellagen [25], zu einem Rückgang der Vaskularisierung, zu einem Glykogenverlust der epithelialen vaginalen Zellen mit konsekutivem Anstieg des vaginalen pH, zu einer Abnahme des karyopyknotischen Index [26] und zu einem Elastizitätsverlust. Außerdem erschlaffen der ligamentäre Apparat und die periurethralen Muskelfasern. Die Folgen sind eine atrophe Kolpitis mit atypischer Bakterienflora, eine Konstriktion und Verkürzung der Scheide, Dyspareunie, und eine Atrophie auch des äußeren Genitales. Urodynamisch konnte gezeigt werden, daß der urethrale Verschlußdruck in der Postmenopause um 30% abnimmt [27]. Schließlich kommt es zur Entstehung von Zystocele und Rectocele, Urininkontinenz und Prolapsus uteri.

Haut

Auch an der Haut führt der Östrogenmangel zu einer verminderten Vaskularisierung, zu einem Rückgang der Einlagerung von Mucopolysacchariden mit Abnahme des Kollagengehaltes und einer Zunahme der Kollagenfragmentierung, sowie zu einer Abnahme an elastischen Fasern. Die Verminderung des Hyaluronsäuregehalts der Haut reduziert den Hydrierungsgrad. Die Folge dieser Veränderungen ist eine Abnahme der Hautdicke- und Elastizität [28]. Da die Verminderung des Kollagengehaltes der Haut und der Knochenmatrix beide östrogenabhängig sind, kann das Ausmaß der Abnahme der Hautdicke als Kriterium für die Abschätzung des Osteoporoserisikos gesehen werden.

Knochenstoffwechsel

Es ist heute allgemein bekannt, daß nach Sistieren der Östrogensekretion die zentrale vertebrale Höhe abnimmt [29], indem die Wirbelkörper zusammensintern. Wir wissen auch, daß bei rund 25% aller Frauen sich nach der Menopause eine sogenannte „High-Turn-over-Phase" des Knochenstoffwechsels einstellt, die vor allem in den ersten Jahren nach der Menopause zu einem pathologischen Abfall der Knochensubstanz führt. Der Verlust an trabekulärem Knochen kann 5–15% pro Jahr erreichen [39, 31]. Nach Riggs und Melton [32] bewirkt die daraus resultierende vermehrte Freisetzung von Kalzium eine verminderte Parat-Hormon-Sekretion. Dies führt zu einer geringeren Produktion von 1,25 Dihydroxy-Vitamin-D, wodurch die Kalziumabsorption aus dem Darm vermindert wird, was den Knochenabbau weiter stimuliert. Das Endresultat ist eine symptomatische Typ I- oder Östrogenmangelosteoporose. Neben Östrogenmangel und verschiedenen individuellen Risikofaktoren spielen bei ihrer Entstehung auch die maximale zuvor erreichte Knochenspitzenmasse eine Rolle. Der östrogenmangelbedingte Knochenabbau ist in den ersten 5 Jahren nach der Menopause am größten [30]. Für die sich daraus ergebenden Konsequenzen sei auf den Beitrag von H. Fleisch verwiesen.

Kardiovaskuläres System

Wie die Framingham-Studie gezeigt hat, steigt die Inzidenz koronarer Herzerkrankungen nach chirurgischer Menopause rund um das Dreifache an [33, 34]. Wir wissen auch, daß Frauen vor der Menopause ein rund 13-mal geringeres Herzinfarktrisiko aufweisen als Männer, währenddem sich das Risiko beider Geschlechter nach der Menopause angleicht. Das scheint nicht durch eine Veränderung des Blutdruckes ausgelöst zu werden [35, 36]. Andererseits ist bekannt, daß sich nach spontaner wie auch nach chirurgischer Menopause ein Anstieg des LDL-Cholesterins und ein Abfall des HDL-Cholesterins findet [34, 37–44]. Diese Veränderungen gehen dem Abfall der Östrogene parallel. Die Menopause scheint andererseits die Glukosetoleranz nicht zu beeinflussen [45]. Es darf daher angenommen werden, daß der östrogenmangelinduzierte Abfall des HDL/LDL-Quotienten mit dem Anstieg des kardiovaskulären Risikos in Verbindung steht. Wie T. Bush et al. [46] zeigen konnten, läßt sich der postmenopausale Trend zum vermehrten Auftreten von kardiovaskulären Erkrankungen durch die Östrogensubstitution aufhalten: Unter Einnahme von Östrogenen verschiebt sich die HDL/LDL-Ratio in den günstigeren Bereich und das relative Risiko, an einer koronaren Herzkrankheit zu erkranken, sinkt auf 0,3–0,5.

Zusammenfassend läßt sich sagen, daß unter Östrogenmangel tiefgreifende Veränderungen des Endokriniums, der vasomotorischen Regulation, der Psyche und der Sexualität, des urogenitalen Systems, der Haut, des Knochenstoffwechsels, des Lipidstoffwechsels und damit des kardiovaskulären Risikos beobachtet werden. Bei all diesen östrogenmangelbedingten Phänomenen konnte gezeigt werden, daß sie zumindest zum Teil durch eine Östrogensubstitution reversibel sind. Ein pathophysiologischer Causalzusammenhang zwischen Östrogenmangel und den hier diskutierten postmenopausalen Veränderungen darf somit angenommen werden.

Literatur

1. Nicosia SV (1983) Morphological changes of the human ovary throughout life. In: Serra GB (ed) The Ovary. Raven press, New York, pp 57–81
2. Harman SM, Louvet JP, Ross GT (1975) Interaction of estrogen and gonadotropins on follicular atresia. Endocrinology 96:1145–1152
3. Richards JS (1980) Maturation of ovarian follicles: action and interactions of pituitary and ovarian hormones in follicular cell differentiation. Physiol Rev 60:51–89
4. Treloar AE, Boynton RE, Behn BG, Brown BW (1967) Variation of the human menstrual cycle through reproductive live. Int J Fertil 12:77–125
5. Sherman BM, Korenman SG (1975) Hormonal characteristics of the human menstrual cycle throughout reproductive life. J Clin Invest 55:699–706
6. Sherman BM, West JH, Korenman SG (1976) The menopausal transition: analysis of LH, FSH, estradiol, and progesterone concentrations during menstrual cycles of older women. J Clin Endocrinol Metab 42:629–636
7. Judd HL, Shamonki IM, Frumar AM, Lagasse LD (1982) Origin of serum estradiol in postmenopausal women. Obstet Gynecol 59:680–686
8. Edman CD, MacDonald PC (1976) The role of extraglandular estrogen in women in health and disease. In: James VHT, Serio M, Giusti G (eds) The endocrine function of the human ovary. Academic Press, London, pp 135–140
9. Longcope C (1978) The significance of steroid production by peripheral tissue. In: Scholler R (ed) Endocrinology of the ovary. Editions SEPE, Paris, pp 23–40
10. Maroulis GB, Abraham GE (1976) Ovarian and adrenal contributions to peripheral steroid levels in postmenopausal women. Obstet Gynecol 48:150–154
11. Erlik Y, Meldrum DR, Judd HL (1982) Estrogen levels in postmenopausal women with hot flushes. Obstet Gynecol 59:403–407
12. Tataryn IV, Meldrum DR, Lu KH, Frumar AM, Judd HL (1979) LH, FSH and skin temperature during the menopausal hot flush. J Clin Endocrinol Metab 49:152–154
13. Larsen IF (1977) Hot flushes after hypophysectomy. Br Med J 2:1356
14. Casper RF, Yen SSC (1981) Menopausal flushes: effect of pituitary gonadotropin desensitization by a potent luteinizing hormone-releasing factor agonist. J Clin Endocrinol Metab 53:1056–1058
15. De Fazio J, Meldrum D, Laufer L, Vale W, Rivier J, Lu JKH, Judd HL (1983) Induction of hot flushes in premenopausal women treated with a long acting GnRH agonist. J Clin Endocrinol Metab 56:445–448
16. Meldrum DR, Tataryn IV, Frumar AM, Erlik Y, Lu KH, Judd HL (1980) Gonadotropins, estrogens, and adrenal steroids during the menopausal hot flush. J Clin Endocrinol Metab 50:685–689
17. Meldrum DR, De Fazio JD, Erlik Y, Lu JKH, Wolfsen AF, Carlsson HE, Hershman JM, Judd HL (1984) Pituitary hormones during the menopausal hot flush. Obstet Gynecol 64:752–756
18. Mashehak CA, Kletzky OA, Artal R, Hishell DR Jr (1985) The relation of physiological changes to subjective symptoms in postmenopausal women with and without hot flushes. Maturitas 6:301–308
19. Lightman SL, Jacobs HS, Maguire AK, McGarrick G, Jeffcoate SL (1981) Climacteric flushing: clinical and endocrine response to infusion of naloxone. Br J Obstet Gynecol 88:919–924
20. De Fazio J, Verheugen C, Chetkowski R, Nass T, Judd HL, Meldrum DR (1984) The effects of naloxone on hot flushes and gonadotropin secretion in postmenopausal women. J Clin Endocrinol Metab 58:578–581
21. Tulandi T, Kinch RA, Guyda H, Maiolo LM, La S (1985) Effects of naloxone on menopausal flushes, skin temperature, and LH secretion. Am J Obstet Gynecol 151:277–280

22. Dennerstein L (1989) Sexuality in the climacteric. In: Notelovitz M, van Keep PA (eds) Proceedings of the 4th International Congress on the Menopause. MTP Press, Lancaster (in press)

23. Dennerstein L, Burrows GD (1978) A review of studies on the psychological symptoms found at the menopause. Maturitas 1:55–64

24. Dennerstein L, Burrows GD, Wood C, Ba GH (1980) Hormones and sexuality: effect of estrogen and progestagen. Obstet Gynecol 56:316–322

25. Notelovitz M (1978) Gynecologic problems of menopausal women: part 1. Changes in genital tissue. Geriatrics 33:24–29

26. McLennan MT, McLennan CE (1971) Estrogenic status of menstruating and menopausal women assessed by cervicovaginal smears. Obstet Gynecol 37:325–331

27. Rud T (1980) Urethral pressure profile in continent women from childhood to old age. Acta Obstet Gynecol Scand 59:331–335

28. Brincat M, Studd J (1987) Skin and the menopause. In: Moshen DR (ed) The menopause. Year Book Medical Publishers, Chicago London, pp 103–114

29. Lindsay R, Hart DM (1988) Osteoporosis: pathogenesis and treatment. Haverstraws, New York, Regional Bone Center, Helen Hayes Hospital, p 8

30. Genant HK, Cann CE (1983) Clinical impact of quantitative computed tomography for vertebral mineral assessment. In: Margulis AR, Gooding CA (eds) Diagnostic radiology: 26th postgraduate Course, San Francisco. University of California, Printing Office, pp 445–448

31. Rüegsegger P, Elsässer U, Anliker M (1976) Quantification of bone mineralization using computed tomography. Radiology 121:93–97

32. Riggs BL, Melton LJ III (1986) Involutional osteoporosis. N Engl J Med 314:1676–1686

33. Gordon T, Shurtleff D (1973) Means at each examination and interexamination variation of specified characteristics: framingham study, Exam 1 to Exam 10. In: Kannel WB, Gordon T (eds) The framingham study: an epidemiological investigation of cardiovascular disease, section 29. DHEW Publ No (NIH) 74–478. US Govt Printing Office Dc

34. Gordon T, Kannel WB, Hjortland MC, McNamara PM (1978) Menopause and coronary heart disease: the framingham study. Ann Intern Med 89:157–161

35. Hjortland MC, McNamara PM, Kannel WB (1976) Some atherogenic concomitants of menopause: the framingham study. Am J Epidemiol 103:304–311

36. Taylor RD, Corcoran AC, Page IH (1947) Menopausal hypertension: a critical study. Am J Med Sci 213:475–476

37. Moore FE, Gordon T (1967) Serum cholesterol levels in adults: United States. 1960–1962. Vital Health Stat (11). no. 22. US Govt Printing Office, Washington DC

38. Lindquist O (1982) Influence of the menopause on ischemic heart disease and its risk factors on bone mineral content: results from a longitudinal population study of women in Goteborg, Sweden. Acta Obstet Gynecol Scand [Suppl] 110:1–21

39. Weiss NS (1972) Relationship of menopause to serum cholesterol and arterial blood pressure: The United States health examination survey of adults. Am J Epidemiol 96:237–241

40. Paterson MEL, Sturdee DW, Moore B (1979) The effect of menopausal status and sequential mestranol and norethisterone on serum cholesterol, tryglycerides and electrophoretic lipoprotein patterns. Br J Obstet Gynaecol 86:810–815

41. Notelovitz M, Gudat JC, Ware MD, Dougherty MC (1983) Lipids and lipoproteins in women after oophorectomy and the response to estrogen therapy. Br J Obstet Gynaecol 90:171–177

42. Johansson BW, Kajj L, Kullander S (1975) On some late effects of bilateral oophorectomy in the age range 15–30 years. Acta Obstet Gynecol Scand 54:449–461

43. Hallberg L, Svanborg A (1967) Cholesterol, phospholipids and triglycerides in plasma in 50-year old women. Acta Med Scand 181:185–194

44. Robinson RW, Higano N, Cohen WD (1959) Increased incidence of coronary heart disease in women castrated prior to menopause. Arch Intern Med 104:908–913

45. Gordon T, Castelli WP, Hjortland MC, Kannel WB, Dawber TR (1977) Diabetes, blood lipids and the role of obesity in CHD risk for women. The framingham study. Ann Intern Med 87:393–397

46. Bush TL, Cowan LD, Barrett-Connor E, Criqui M, Karon JM, Wallace RB, Tyroler AI, Rifkind BM (1983) Estrogen use and all-cause mortality. JAMA 249:903–906

Arch Gynecol Obstet (1989) 246: S 73–S 75

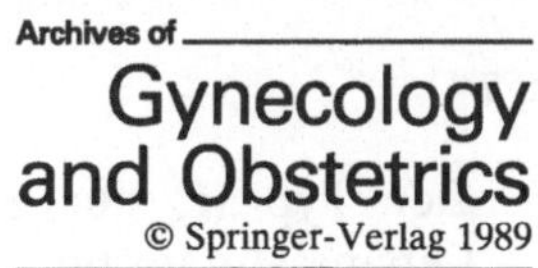
Archives of

Gynecology
and Obstetrics
© Springer-Verlag 1989

Osteoporose

H. Fleisch

Pathophysiologisches Institut der Universität Bern, CH-3010 Bern, Schweiz

Definition

Osteoporose ist eine Krankheit, die durch eine verminderte Knochenmasse charakterisiert ist. Chemisch ist der vorhandene Knochen normal, architektonisch jedoch pathologisch verändert. Die Osteoporose muß deshalb von der Osteomalazie abgegrenzt werden, bei welcher nicht die Knochenmasse, sondern die chemische Zusammensetzung des Knochens wegen einer verminderten Mineralisierung der organischen Matrix abnormal ist. Die verminderte Knochenmasse führt bei der Osteoporose zu einer erhöhten Fragilität des Knochens und somit zu Frakturen, welche hauptsächlich an den Wirbelkörpern, am Schenkelhals und am Vorderarm auftreten.

Allgemeines

Die Osteoporose ist eine äußerst häufige Krankheit und wird angesichts der Zunahme der durchschnittlichen Lebenserwartung in der Zukunft noch vermehrt auftreten. Man schätzt, daß in den Vereinigten Staaten etwa 20 Millionen Menschen eine Osteoporose aufweisen, welche jährlich rund 1,2 Millionen Frakturen verursacht. Die direkten Behandlungskosten werden auf 10 bis 15 Milliarden Franken pro Jahr geschätzt.

Die Krankheit ist in der Jugend und bis gegen 50 Jahre selten. Danach nimmt die Häufigkeit mit fortschreitendem Alter zu. Nach dem 50. Lebensjahr werden zwei Krankheitstypen unterschieden:
- Der Typ I liegt in etwa 5–10% der Fälle vor. Er tritt zwischen dem 50. und 70. Lebensjahr auf und findet sich insbesondere bei Frauen (Verhältnis F/M 6:1), so daß er auch postmenopausale Osteoporose genannt wird. Er betrifft hauptsächlich den trabekulären Knochen und induziert somit dort Frakturen, wo dieser relativ stark vertreten ist, nämlich vorwiegend an Wirbeln und am Vorderarm.

– Der Typ II, der etwa 90–95% der Fälle ausmacht, tritt nach dem 70. Lebensjahr auf und wird deshalb auch senile Osteoporose genannt. Er befällt Frauen nur doppelt so oft wie Männer und betrifft sowohl den trabekulären wie den kortikalen Knochen. Die Frakturen treten also nicht nur an Wirbeln und Vorderarmen auf, sondern auch am Schenkelhals, der klassischen Lokalisation für diese Art von Osteoporose.

Pathophysiologie

Prinzipiell können zwei grundlegende Mechanismen für eine Verminderung der Knochenmasse verantwortlich gemacht werden: Ein verminderter Aufbau des Skelettes in der Jugend und ein erhöhter Verlust in späteren Jahren.

Es scheint, daß tatsächlich beide Versionen für die Entstehung der Osteoporose bedeutsam sind. So bauen Frauen, welche ja auch häufiger von dieser Störung befallen sind, in der Jugend weniger Knochen auf, als Männer. Dagegen verfügen Menschen dunkler Rassen, welche weniger an Osteoporose leiden, über eine stärkere Knochenbildung in der Jugend. In letzter Zeit wurde auf die Möglichkeit hingewiesen, daß eine verminderte Kalziumeinnahme in der Jugend zu einer kleineren Knochenmasse führen würde, so daß in gewissen Fällen die Osteoporose schon in der Kindheit durch eine unzweckmäßige Diät vorprogrammiert wäre.

Beim zweiten Mechanismus liegt ein erhöhter Skelettverlust im Verlauf des Lebens vor. Knochen wird stets auf- und abgebaut, wobei leider die gebildete Menge kleiner ist, als diejenige die zerstört wird, so daß eine negative Bilanz mit laufendem Knochenverlust entsteht. Während man früher der Ansicht war, dies geschehe erst ab der 5. Dekade, ist nun bekannt, daß der Verlust, wenigstens im trabekulären Knochen, schon ab der 3. Dekade beginnt. So verlieren die Frauen während ihres Lebens etwa die Hälfte des trabekulären und ein Drittel des kortikalen Knochens, Männer dagegen etwa ein Drittel weniger. Der Schwund zeigt sich besonders markant nach der Menopause wegen eines erhöhten Knochenabbaues während dieser Zeit. Dieser postmenopausale Verlust betrifft hauptsächlich den trabekulären Knochen und ist durch den Mangel an Östrogenen bedingt. Es kann ihm vollumfänglich durch die Verabreichung dieses Hormones vorgebeugt werden. Im Gegensatz dazu beruht der Verlust im Alter hauptsächlich auf einer verminderten Knochenbildung und betrifft sowohl den trabekulären wie den kortikalen Knochen. Seine Ursache ist zur Zeit noch unbekannt.

Es gibt eine Serie von Faktoren, welche das Auftreten einer Osteoporose begünstigen. Neben den wichtigsten, wie weibliches Geschlecht und Alter, scheinen andere, wie erhöhter Alkoholgenuß, Zigaretten, Coffein, Bewegungsarmut und Magerkeit eine Rolle zu spielen. Daneben tritt Osteoporose häufiger bei gewissen Krankheiten wie dem Morbus Cushing, Glucokortikoidbehandlung, Leberkrankheiten, der Therapie mit Antiepileptika, Hyperthyreose und Hypogonadismus auf.

Behandlung

Kurativ bestehen heute nur wenige Möglichkeiten. Es gibt zur Zeit eine einzige Substanz, welche die Knochenmasse durch vermehrte Knochenbildung erhöhen kann, nämlich Fluor. Da jedoch die wirksame Dosis nahe jener liegt, welche eine Fluorose erzeugt und somit auch Nebenwirkungen nicht selten sind, sollte Fluor nur bei etablierter Osteoporose mit Frakturen verabreicht werden.

Präventiv zeigt sich die Situation günstiger. Unbestritten ist die vorbeugende Wirkung von Östrogenen auf den Knochenverlust nach der Menopause, wobei das Hormon allerdings nur solange der erhöhte Knochenabbau vorliegt wirksam ist. Eine frühest mögliche Verabreichung nach Einsetzen der Menopause erweist sich als vorteilhaft, da dadurch der Knochenverlust minimal gehalten wird. Zudem werden auch andere klimakterische Symptome verringert oder aufgehoben. Von besonderem Interesse ist die Möglichkeit, daß durch die Hormongabe die Arteriosklerose-Inzidenz ebenfalls vermindert wird. Leider nimmt die Knochenzerstörung nach Absetzen der Therapie sofort wieder zu, so daß das Hormon über längere Zeit, möglicherweise bis ins höhere Alter, verabreicht werden sollte. Das Risiko eines Uteruskarzinoms ist bei gleichzeitiger Verabreichung von Progesteronen vermindert, so daß immer beide Hormone gegeben werden müssen.

Was die Kalziumverabreichung betrifft, so sind die Resultate zur Zeit noch nicht ganz klar, doch kann diese die Östrogentherapie sicher nicht ersetzen. Eine Indikation für eine erhöhte Kalziumeinnahme kann sowohl in der Jugend vorliegen, um den Knochenaufbau zu erhöhen, als auch im Alter, um dem altersbedingten Knochenverlust vorzubeugen.

Literatur

Consensus development conference (1987) Prophylaxis and treatment of osteoporosis. Br Med J 295:914–915
Mundy GR (1987) Osteopenia. Dis Mon 33:537–600
Riggs BL, Melton LJ (1986) Involutional osteoporosis. N Engl J Med 314:1676–1686

Arch Gynecol Obstet (1989) 246: S 76–S 84

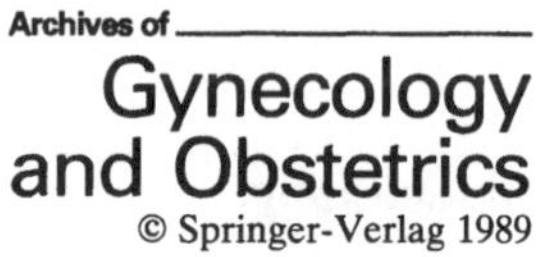

Archives of

Gynecology and Obstetrics

© Springer-Verlag 1989

Grundlagen der Östrogentherapie

H. P. G. Schneider

Universitätsfrauenklinik, Albert-Schweitzer-Straße 33, D-4400 Münster, FRG

Einleitung

Der fortschreitende Östrogenentzug der perimenopausalen Frau kann als ein an Intensität zunehmender Störfaktor der Homöostase des gesamten weiblichen Organismus aufgefaßt werden. Abhängig von seinem quantitativen Ausmaß trifft das Östrogendefizit den cerebralen Katecholaminstoffwechsel mit dessen Einfluß auf Stimmungslage und Schlafverhalten sowie die damit assoziierten vegetativen Ausfallserscheinungen wie Hitzewallungen und Schweißausbrüche. Parallel hierzu wird als Frühzeichen der Zyklus instabil. Mit Einsetzen der Menopause betrifft das Östrogendefizit vor allem den Urogenitalapparat, insbesondere das Vaginalepithel und periurethrale sowie perivesikale Gewebe und, mit einiger Verzögerung, schließlich das Herzkreislaufsystem, die Stabilität des Skelettes und das Karzinomrisiko östrogenabhängiger Organe, insbesondere des Endometriums und der Mamma.

Unter den 7,5 Millionen Frauen der Altersgruppe zwischen 45 und 64 Jahren in der Bundesrepublik Deutschland bleibt etwa ein Drittel weitgehend beschwerdefrei, ein weiteres Drittel berichtet über leichte, nicht behandlungs-bedürftige Beschwerden, dagegen das übrige Drittel von eher starken und therapiebedürftigen Symptomen. Erfahrungsgemäß wird jedoch nur ein Fünftel dieser letzten Frauengruppe mit Sexualhormonen substituiert; unter allen Frauen in den Wechseljahren errechnet sich dann ein Anteil von 6–7% Hormonsubstituierter. Aus dieser Betrachtung läßt sich zweifelsohne ableiten, daß wir von einem einheitlichen Verhalten der Ärzteschaft gegenüber diesen Frauen weit entfernt sind. Deshalb hat sich eine Expertengruppe der Deutschen Gesellschaft für Endokrinologie kürzlich (1988) der Aufgabe unterzogen, die Indikationen und Kontraindikationen der Hormonsubstitution näher zu definie-ren. Im folgenden wird hierauf eingegangen. Die Haltung eines Arztes zur Östrogensubstitution sollte jedoch nicht von dem jeweils im Vordergrund stehenden Symptom allein abhängen, sondern jeder Zeit auf dem Hintergrund aller östrogenabhängigen Funktionen des weiblichen Organismus nach sorgfälti-ger Abwägung getroffen werden. Die Indikation zur Östrogen-Gestagen-Substitution sollte insbesondere das Ausmaß subjektiver Beschwerden berücksichtigen; dieses bedeutet eine frühzeitige Beratung und Intervention bei jeder Art eines Östrogenmangels unabhängig vom Lebensalter. Der Verlust der zyklischen Östrogensekretion hat die Bedeutung einer glandulären Unterfunktion, die zur Vermeidung generalisierter sekundärer Stoffwechselveränderungen durch exogene Hormonzufuhr ausgeglichen werden muß.

Östrogensubstitution und ihre Anwendungsmöglichkeiten

Schon der Gestagenmangel in der Prämenopause stellt eine Indikation zur zyklischen Substitution mit Gestagenen dar. In dieser Phase eines relativen Östrogenüberschusses mit einer Häufung dysfunktioneller Blutungen kann der Zyklus reguliert und der Endometriumhyperplasie entgegengewirkt werden. Östrogene führen zu einer rasch durchgreifenden, kausalen Beseitigung der vasomotorischen Symptome mit deutlicher Reduktion von Hitzewallungen und Schweißausbrüchen sowie des urogenitalen Östrogenmangels. Eine Demineralisation der Spongiosa kann verhindert werden.

Eine *orale Östrogenmedikation* bewirkt dosisabhängig und reproduzierbar die Suppression des FSH und Stimulation von SHBG, TBG und CBG sowie des Angiotensinogens (Reninsubstrat) und Verminderung der renalen Kalzium- und Hydroxyprolinausscheidung. Oral verabfolgte Östrogene werden in der Mucosa des Dünndarms und in der Leber weitgehend metabolisiert. Es lassen sich vier Substanzklassen unterscheiden:

17-β-Östradiol	mikronisiert oder als Konjugat der Valeriansäure
Östriol	Metabolit von Östradiol und Östron
Konjugierte Östrogene	equine Östrogene
Ethinylöstradiol	de novo synthetisiert

Diese Substanzen beeinflussen den Fett- und Knochenstoffwechsel sowie im besonderen den Leberzellstoffwechsel in sehr unterschiedlicher Weise. Das *Ethinylöstradiol* beeinflußt den Leberstoffwechsel am eingreifendsten und sollte, nachdem eine orale Antikonzeption nicht mehr gewünscht ist, zur Substitutionstherapie nur in Ausnahmefällen verwendet werden. Eine Reduktion der Ethinylöstradioldosis bis auf 20 µg/die kann, besonders in der Prämenopause, bei Frauen ohne jegliche kardiovaskuläre oder hepatische Anamnese eingesetzt werden.

17-β-Östradiol ist das wirkungsstärkste Östrogen gemessen an seiner Endometrium proliferierenden Wirkung. Es wird in der Leber in Östron und Östronsulfat umgewandelt. Östron ist weniger proliferativ wirksam. Sowohl 17-β-Östradiol als auch Östron reduzieren deutlich vasomotorische Ausfallerscheinungen, supprimieren hypergonadotrope FSH-Konzentrationen, hemmen die Demineralisation des Knochens und bewirken eine atheroprotektive Zunahme der peripheren HDL-Fraktion sowie den Katabolismus der LDL-Fraktion.

Östriol, das wirkungsschwächste Östrogen, wird oral nur in geringen Mengen resorbiert und entfaltet eine nur kurzfristige Wirkung am nukleären Rezeptor. Die Wirksubstanz, das unkonjugierte freie Östriol, wird nach Passieren der Mucosaschranke konjugiert. Besonderer Nachteil des Östriol ist die Beobachtung (Lindsay et al. 1979), daß sein Hemisuccinat auch in Tagesdosen von 8–10 mg ohne jeden Effekt auf den Knochenmineralgehalt ist; Dosen von 10–12 mg, in Einzelgaben über den Tag verteilt, waren erforderlich, um überhaupt einen Östrogeneffekt auf die minerale Homöostase zu erkennen.

Konjugierte Östrogene, gewonnen aus dem Urin schwangerer Stuten, bestehen aus Östronsulfat und den beim Menschen nicht vorkommenden equinen Östrogenverbindungen; letztere sind nicht Substrat des östrogenabbauenden Enzymsystems. Konjugierte Östrogene können eine Demineralisation des Knochens verhindern. Der Östronsulfatanteil bewirkt wie Östradiol und Östron eine hepatische Enzyminduktion.

Die parenterale Applikation von Östradiolestern als Alternative zur oralen Gabe gewährleistet therapeutische Sicherheit, wenn die regelmäßige Tabletteneinnahme nicht gesichert ist oder als unbequem und belastend empfunden wird. Wegen der schlechteren Steuerbarkeit wirkt sich die Depotwirkung bei Unverträglichkeitserscheinungen besonders nachteilig aus.

Die vasomotorischen Ausfallserscheinungen können durch einmalige Injektion der gleichen Dosis Östradiolvalerianat (2–4 mg) für Wochen erfolgreich behandelt werden, die als einzelne orale Tagesdosis (2 mg) effektiv ist. Die verzögerte Freisetzung des Östradiols aus dem Depot sowie die Speicherung im Fettgewebe mit verzögerter Metabolisierung in der Leber sind für diesen Effekt verantwortlich. Bei Frauen mit intaktem Uterus ist die Depotinjektion von Östrogenen wegen der damit verbundenen kontinuierlichen Stimulation des Endometriums problematisch und sollte in jedem Falle durch zusätzliche zyklische Verabfolgung eines Gestagens ergänzt werden. Falls ein besonderer atheroprotektiver Effekt der Östrogene gewünscht ist, sollte der oralen vor der parenteralen Applikation der Vorzug gegeben werden. Untersuchungen zur langfristigen Wirksamkeit parenteral verabfolgter Östrogene auf den Knochenstoffwechsel fehlen. Androgene, ob oral oder parenteral, haben wegen der Gefahren der Virilisierung und suchtähnlicher Abhängigkeit ihren therapeutischen Stellenwert eingebüßt. Ausnahmen bleiben Fälle von ausgesprochener Frigidität und Anorgasmie sowie eine ausgeprägte Kachexie.

Die perkutane Resorption von Östradiol gelingt entweder durch alkoholische Gele oder durch eigens hierfür gefertigte Pflaster, deren Wirkstoffreservoir zur Haut von einer die Abgabe kontrollierenden Membran und einer Adhäsivschicht abgegrenzt ist und die nach außen hin eine Abdeckfolie tragen. Der besondere Vorteil der perkutanen Behandlung liegt in der Umgehung der direkten, raschen Leberpassage und der hierdurch ausbleibenden hepatischen Induktion der Transportproteine. Hitzewallungen und atrophisches Vaginalepithel lassen sich bereits durch Auftragen eines Gelstreifens mit 3 mg Östradiol täglich oder Freisetzung von 25, 50 oder 100 µg aus einem Plaster gewährleisten.

Die Wirkung von 50–100 µg Östradiol perkutan ist annährend einer täglichen oralen Dosis von 2 mg mikronisiertem Östradiol gleichzusetzen. Die peripheren Östradiolspiegel sind nach perkutaner Resorption wesentlich gleichbleibender als das rasche An- und Abfluten aus oralen Präparaten.

Der langfristige Einfluß perkutanen Östradiols auf den Leberstoffwechsel ist noch nicht hinreichend dokumentiert. Die ersten Erfahrungen nach 1- bis 2jähriger Behandlung weisen jedoch auf qualitativ ähnliche Syntheseprozesse wie nach oraler Medikation hin, jedoch in quantitativ wesentlich geringerer Größenordnung. SHBG-, HDL-, LDL- und Triglyzerid-Konzentrationen werden offenbar nicht verändert; somit bleibt die Frage nach einem atheroprotektiven Effekt offen. Desgleichen verfügen wir noch nicht über ausreichende Erfahrungen hinsichtlich eines dauerhaften Einflusses perkutan verabfolgter Östrogene auf die Knochenmineralisation.

Für die vaginale Zufuhr von Östradiol sind Salben, Tabletten und Vaginalringe entwickelt worden. Die Resorption ist im Gegensatz zur oralen Route nicht mit einer unmittelbaren Verstoffwechselung zu Östron (Sulfat) verbunden. Östriol wird vaginal geringer aufgenommen als Östradiol, insbesondere in der mikronisierten Form, aber immer noch wesentlich höher als bei vergleichbarer oraler Dosis; alle Beobachtungen wurden aus einem Vergleich der Serumspiegel abgeleitet. Da Östriol nicht weiter katabolisiert wird und über die Vagina keine Konjugation wie nach oraler Verabfolgung erfährt, steht dessen Anwendung ganz im Vordergrund. Gute Effekte werden sowohl bei vasomotorischen Beschwerden als insbesondere hinsichtlich der Proliferation des Vaginal- und Urethralepithels erreicht.

Affektive und kognitive Funktionen

Die Primärsymptome, derentwegen klimakterische Frauen den Arzt aufsuchen, sind zweifellos die Hitzewallungen, Schweißausbrüche und Palpitationen. Die hormonale Prophylaxe mit Östrogenen führt in randomisierten, prospektiven Doppelblinduntersuchungen an postmenopausalen Frauen zu einer signifikanten Minderung der Hitzewallungen sowie einer deutlichen Besserung der Schlafqualität im Vergleich zum Plazebo. Die nachweislich günstigen hormonellen Effekte schließen ein: Eine Abnahme der Schlaflosigkeit, der Schlaflatenz, der Zahl und Dauer der Aufwachepisoden sowie eine Zunahme des Tief-REM-Schlafes (Schneider 1986). Diese Wirkungen unterscheiden sich deutlich von denen der üblichen Schlafmittel, die sowohl die Schlaflatenz als auch den REM-Schlaf verkürzen.

Die Aktivitäten der Monoaminoxydase (MAO) und Katechol-O-Methyl-Transferase (COMT) sind gesteigert und die neuronale Wiederaufnahme der Katecholamine vermindert als Funktion des Alterungsprozesses (Yen 1977). Nach Kastration verringern sich die hypothalamischen Konzentrationen von Dopamin, die von Noradrenalin steigen an. Die Aktivität der Tyrosinhydroxylase und die Turn-over-Rate des Noradrenalin im Hypothalamus sind nach Kastration gesteigert. All diese Veränderungen werden durch Östrogensubstitution normalisiert. Das Altern sowie verminderte Östrogenspiegel können den Dopamin-Noradrenalin-Metabolismus des zentralen Nervensystems ausreichend verändern, um zu einer Instabilität des autonomen Nervensystems zu führen.

Prostaglandine werden auch in hohen Konzentrationen im Hypothalamus nachgewiesen. Viele zerebrale Gefäße, besonders die im Hypothalamus, sind durch noradrenerge Neurone innerviert. Diese Neurone können entweder durch Noradrenalin oder Prostaglandine stimuliert werden, um einen zentralen Vasospasmus hervorzurufen, der zu Nervosität, Ängstlichkeit, Reizbarkeit, Depressionen und Gedächtnisverlust führt (Finch 1975).

Dementsprechend wirken die Östrogene objektiv nachweisbar sowohl auf organische als auch affektive und kognitive Funktionen der Frau. Die im Doppelblindversuch nachgewiesenen Beeinflussungen solcher Qualitäten wie Hitzewallungen, Schlaflosigkeit, trockene Vagina, Reizbarkeit, schlechtes Gedächtnis, Angst, „Sorge um das Alter", Kopfschmerzen, Selbstwertgefühl, Harndrang und gute Stimmung sind damit wirkungsmechanistisch belegt.

Kardiovaskuläre Effekte

Da ein Myokardinfarkt bei geschlechtsreifen Frauen sehr selten beobachtet wird, wurde lange vermutet, daß Östrogene eine Protektion gegen diese Erkrankung bewirken. Obwohl es an prospektiven klinischen Untersuchungen mangelt, besteht dennoch kein Zweifel, daß jüngere Frauen nach bilateraler Ovarektomie eine höhere Herzinfarktrate haben, es sei denn, eine Östrogensubstitution folgt der Kastration. Burch und Mitarbeiter haben 1976 eine 63%ige Verringerung der Todesfälle nach Herzerkrankungen bei 1000 östrogenbehandelten Frauen beschrieben. Beobachtungszeitraum 15 Jahre. Hammond und Mitarbeiter (1979) konnten eine Minderung koronarer Herzerkrankungen bei östrogenbehandelten Frauen nachweisen. Die umfangreichste bis heute vorliegende retrospektive Untersuchung (Stampfer et al. 1985) zeigt, daß eine deutliche Risikoabsenkung (70%) für kardiovaskuläre Erkrankungen in der Gruppe der Frauen nachgewiesen werden kann, die zum Erhebungszeitpunkt eine Substitution durchführten, etwas weniger ausgeprägt bei Frauen nach Unterbrechung der Behandlung (50%). Die heute vorliegenden Fall- und Längsschnittstudien zeigen eine Absenkung kardiovaskulärer Risiken, die im Mittel bei etwa 60% liegen (Dören und Schneider 1989). Damit ist das Argument eines erhöhten kardiovaskulären Risikos bei Hormonbehandlung in das Gegenteil verkehrt worden; die östrogensubstituierte Frau gewinnt deutlich hinsichtlich ihrer Lebenserwartung und Lebensqualität.

Prävention der Osteoporose

Jede Frau verliert im Laufe ihres Lebens etwa 35% ihrer kortikalen und etwa 50% ihrer trabekulären Knochenmasse. Ab dem 40. Lebensjahr kann jede Frau mit einem jährlichen Verlust von 0,3–0,5% Corticalis rechnen, in den ersten Jahren nach der Menopause tritt eine Akzeleration bis zu 2–3% pro Jahr ein, für eine Minderheit bis zu 10% pro Jahr. Der Abbau des trabekulären Knochens beginnt schon nach dem 30.–35. Lebensjahr mit einem jährlichen Verlust von ca. 0,6% und beträgt etwa 6% pro Jahr in der Perimenopause und bis zu 9% nach bilateraler Ovarektomie.

Die Bedeutung der Östrogene für das Risiko der Knochenfrakturen läßt sich ablesen aus dem Verhältnis von Menarchealter und dem Anteil der Frauen, die eine Fraktur entwickeln. Warren et al. (1986) haben die Korrelation zwischen späterem Menarchealter und höherem Frakturrisiko aufgezeigt. Die Auswertung der osteoporotischen Wirbelfrakturen durch die Heidelberger Arbeitsgruppe (Leidig et al. in Vorbereitung) hat eine statistisch haltbare ($r = 0,429$) Beziehung zwischen der Dauer der Östrogenexposition in Jahren und dem Alter hergestellt, in dem die Fraktur zuerst diagnostiziert wird. Die Bedeutung der Östrogene wird auch erkennbar aus dem 6:1 Verhältnis vertebraler Frakturen bei Frauen im Vergleich zu Männern, durch die knochen-densitometrisch nachgewiesene Beschleunigung des kortikalen und trabekulären Knochenverlustes in der frühen postmenopausalen Periode sowie durch eine Verzögerung des Knochenverlustes nach Östrogenverabfolgung (Schneider 1989).

Die Wirkung der Östrogene auf das Skelett ist sicherlich nicht auf das zunächst untersuchte Östronsulfat oder die equinen Östrogene beschränkt und auch nicht auf die orale Verabfolgung oder auch nur die Östrogene allein. Die vorliegenden Untersuchungen zur Dosisabhängigkeit betrafen jedoch zunächst die konjugierten equinen Östrogene. Dabei konnte gezeigt werden, daß die täglich verabfolgte Dosis von 0,625 mg 95% des frühen postmenopausalen Knochenverlustes bei etwa 95% aller Frauen verhindert (Lindsay et al. 1984). Eine langfristige Substitution für mindestens 5–10 Jahre, die in der frühen postmenopausalen Phase einsetzt, kann die Häufung vertebraler Frakturen um etwa 90% und die der Oberschenkelhalsfrakturen um etwa 50% vermindern. Eine Erhöhung dieser Dosis steigert nicht die Wirksamkeit auf den Knochenmineralgehalt.

Orales Östradiol verhindert ebenfalls den Knochenabbau (Stevenson et al. 1983). In Kombination mit Norgestrel wurde von Lindsay ein geringerer Knochenverlust beobachtet, der sich jedoch nicht statistisch bedeutsam von dem alleinigen Östradioleffekt unterschied. Östriol hat bei der Prävention der Osteoporose keine Bedeutung, da Östriol oral als Hemisuccinat auch in Tagesdosen von 8–10 mg ohne jeden Effekt auf den Knochenmineralgehalt war (Lindsay et al. 1979).

Trotz Östrogenbehandlung werden jedoch gelegentlich bei Patientinnen über einen längeren Zeitraum Frakturen beobachtet, ebenso wie eine idiopathische Osteoporose gelegentlich bei prämenopausalen Frauen beobachtet wird. Die Tatsache, daß Östrogene den Knochenmineralverlust verhindern, schließt eine Osteoporose einzelner Frauen nicht völlig aus.

In einer prospektiven, kontrollierten Studie haben wir den Effekt zweier Östrogen- und Progestogensubstitutionen zur Verhinderung der Osteoporose prä- und postmenopausaler Frauen mit Hilfe der quantitativen Computertomographie der Lendenwirbelkörper 2–4 untersucht (Dören et al. 1989). Ein QCT wurde bei über 100 gesunden Frauen vor und unter der präventiven Behandlung mit 2 mg Östradiolvalerat pro Tag kontinuierlich und 5 mg Medroxyprogesteronacetat pro Tag für 12 Tage pro Monat sowie andererseits 2 mg Östradiol und 1 mg Östriol und 1 mg Norethisteronacetat pro Tag kontinuierlich verglichen gegenüber postmenopausalen, unbehandelten Kontrollen. Das zyklische Substitutionsschema führte zu einer Mineralisationszunahme von $7,6 \pm 12,6\%$, die kontinuierliche Behandlung von 18,4 ± 14,4%; die Differenz ist signifikant ($P > 0,006$). Dieser nach einem Jahr beobachtete Effekt hielt sich auch nach dem zweiten Behandlungsjahr, in dem Knochengehalte von 3,7 ± 14,71 respektive 18,4 ± 19,9% gemessen wurden. Ein unterschiedlicher Einfluß der Spezifität des Gestagens bzw. der zyklischen oder kontinuierlichen Verabfolgung auf die peripheren Östradiolspiegel war nicht zu beobachten. Eine Steigerung einer schwellenwirksamen Östrogendosis ist ohnehin nicht zu erwarten. Deshalb muß aus diesen Beobachtungen geschlossen werden, daß die Progestagene einen unabhängigen synergistischen Effekt auf den Knochenstoffwechsel ausüben, ohne das gleichzeitig mitverabfolgte Östrogen zu potenzieren. Die kontinuierliche Gestagengabe erzielt deshalb den ausgeprägten Effekt auf die Knochenremodellierung.

Karzinomrisiko

Das US Center for Disease Control (CDC) hat folgende Schlußfolgerung einer Studie über „cancer and steroid hormones" veröffentlicht (Layda 1983).

1. Das relative Risiko eines Ovarialkarzinoms nach allen Kontrazeptiva wird auf 60% abgesenkt, nach 5jähriger kontinuierlicher Behandlung auf 40% (auf diese Weise werden in den USA 1700 Frauen pro Jahr vor dieser Erkrankung bewahrt).

2. Das relative Risiko eines Endometriumkarzinoms nach kombinierter zyklischer Östrogen-Gestagen-Substitution ist auf 50% reduziert (etwa 2000 Frauen jährlich werden in den USA vor dieser Erkrankung bewahrt).

3. Das relative Brustkrebsrisiko ist um 10% reduziert, es werden jedoch die Ergebnisse weiterer prospektiver Studien erwartet, um diesen Trend zu bestätigen.

4. Das Risiko kardiovaskulärer Erkrankungen nach Östrogensubstitution ist deutlich verringert, das Risiko des Brust-, Eierstocks- und Endometriumkarzinoms ist geringer als bei nicht substituierten Frauen, die Gesamtüberlebensrate der östrogensubstituierten Frau ist erhöht.

Kosten-Nutzen-Verhältnis

Hinsichtlich der Primärsymptome der Postmenopause – vasomotorische Ausfallserscheinungen und Entzug in der östrogenabhängigen Peripherie – können wir angesichts der hohen Therapieerfolge bei relativ geringem Aufwand sicher von einer eher günstigen Kosten-Nutzen-Relation ausgehen. Wir haben (Schneider 1987) den Versuch einer Definition von Kosten-Nutzen, Kosteneffektivität und Gesundheitseffektivität der Östrogentherapie in der Postmenopause unternommen. Hinsichtlich der Osteoporoseprophylaxe ergibt sich bei ihrer generellen Anwendung ein Kostenaufwand von 1,26 Milliarden DM, dem Kosten gegenüberstehen von etwa 375 Millionen DM allein für die Betreuung der Oberschenkelhalsfrakturen. Die Osteoporoseprophylaxe als generalisierte Vorsorge würde also ein gewisses Kostendefizit ergeben.

Legt man für die Gesamtbehandlungskosten der Koronarerkrankungen und Atheromatose (ambulante und stationäre Leistungen, Arzneimittel, Krankengeld, Kuraufenthalte) einen Betrag von 8,5 Milliarden DM zugrunde, dann entstehen bei gleicher Risikoverteilung für Männer und Frauen allein für die Frauen Kosten von etwa 4 Milliarden DM; bezogen auf die Absenkung des relativen Risikos 0,41 bei hormonaler Prophylaxe errechnet sich grob ein Kosten-Nutzen-Effekt von plus 2,5 Milliarden DM. Dieser Betrag würde somit leicht die Kosten einer generellen Prophylaxe von 1,2 Milliarden um das Doppelte aufwiegen.

Man kann davon ausgehen, daß durch die unbehandelte Menopause eine Arbeitsunfähigkeit von etwa 5% resultiert, eine eingeschränkte Arbeitsfähigkeit von etwa 10–20%, die objektive Verringerung der Leistungsfähigkeit bei etwa jeder 4. Frau sowie eine Reduktion der Erwerbsquote bei etwa 25% der beschäftigten Frauen. Daraus müßte man errechnen können, welches Minimumdefizit für das Bruttosozialprodukt resultiert. Angenommen, das Durchschnittseinkommen betrüge 17000 DM pro Jahr (heute liegt es darüber), dann würde das, bezogen auf diese Faktoren, ein Minimumdefizit von etwa 4,25 Milliarden DM ausmachen, die man auch mit einer Substitution der Symptome ersparen könnte. Auch das ist eine gewaltige Überschußrechnung.

Antidepressiva sind in der Lage, die Arbeitsfähigkeit um rund 31 Tage vorzuverlegen, das ergibt also einen Gewinn von 20 Arbeitstagen und eine Steigerung der Leistungsfähigkeit um etwa 33%. Man kann unterstellen, daß dieser Effekt bei Östrogenen gleichwertig oder sogar eher besser ist.

Wenn die Osteoporoseprophylaxe ein gewisses Kostendefizit ergibt, so kehrt sich dieses Verhältnis hinsichtlich der Prophylaxe der Atheromatose und Koronarerkrankung deutlich um. Der sozioökonome und psychotrope Effekt ergeben in der Summation auf jeden Fall, daß sich das Risiko-Nutzen-Verhältnis in Milliardengrößenordnung positiv auswirkt.

Ausblick

Eine Expertenkommission der Deutschen Gesellschaft für Endokrinologie hat 1988 im Deutschen Ärzteblatt zur Östrogen-Gestagen-Substitution Stellung genommen. Dabei wurde eine Verwendung von konjugierten Östrogenen, 0,6 mg pro Tag, von Östradiolvalerat 2 mg pro Tag und von mikronisiertem Östradiol-17-β 2 mg pro Tag, empfohlen in zyklusgerechter Kombination mit einem Gestagen. Ob Verzicht auf Gestagene Vor- und/oder Nachteile bringt sei noch nicht bewertbar. Die hier vorgelegten Daten belegen deutlich den langfristigen Vorteil einer hormonalen Substitution im Sinne des Ausgleichs einer ausgefallenen endokrinen Organfunktion. Eine solche Betrachtung ist vergleichbar unserem ärztlichen Verhalten beispielsweise bei Schilddrüsen-, Nebennieren- oder Pankreasinsuffizienz.

Literatur

1. Burch JC, Byrd BF, Vaughn WK (1974) The effects of long-term estrogen on hysterectomized women. Am J Obstet Gynecol 118:778–782
2. Dören M, Schneider HPG (1989) Das Klimakterium. In: Hesch RD (Hrsg) Innere Medizin der Gegenwart. Urban und Schwarzenberg, München Wien Baltimore (im Druck)
3. Dören M, Montag M, Schneider HPG (1989) Comparison of preventive effects of two estrogen-progesteron replacement therapies on lumbar spine density by quantitative computed tomography in pre- and postmenopausal women. Gynecological Endocrinology 3 [Suppl 1]:167
4. Finch CE (1975) Neuroendocrinology of ageing: a view of an emerging area. Biol Sci 25:645–647
5. Hammond ChB et al. (1979) Effects of long-term estrogen replacement therapy. Am J Obstet Gynecol 133:525
6. Layda PM (1983) Bericht über Untersuchung der US-Bundesbehörde für Krankheitsbekämpfung (CDC). In: Ärztezeitung 29. November 1983
7. Leidig G, Minne HW, Ziegler R (1988) Osteoporotic vertebral fractures. Persönl. Mitteilung
8. Lindsay R, Hart DM, McLean A, Garwood J, Clark AC, Kraszewski A (1979) Bone loss during oestriol therapy in postmenopausal women. Maturitas 1:279–285
9. Lindsay R, Hart DM, Clark DM (1984) The minimum effective dose of estrogen for prevention of postmenopausal bone loss. Obstet Gynecol 63:759–763
10. Östrogen/Gestagen-Substitution während und nach den Wechseljahren (1988) Stellungnahme der Deutschen Gesellschaft für Endokrinologie. Dt Ärzteblatt 85:1927–1930
11. Schneider HPG (1986) Hormonale Substitutionstherapie im Klimakterium. In: Schindler AR (Hrsg) Prävention in Gynäkologie und Geburtshilfe. Terramed, Überlingen, S 35–50
12. Schneider HPG (1987) Kosten-Nutzen-Risikoberechnung der Östrogentherapie. In: Lauritzen C (Hrsg) Menopause. Hormonsubstitution heute. Perimed, S 153–160
13. Schneider HPG (1989) Langfristige Östrogen- und Gestagenbehandlung zur Osteoporoseprophylaxe. Nutzen und Risiken. In: Wolf A, Schneider HPG (Hrsg) Östrogene in Diagnostik und Therapie: Ein aktueller Überblick. Springer, Berlin Heidelberg New York (im Druck)
14. Stampfer MJ, Willett WC, Colditz GA, Rosner B, Speizer FE, Hennekens CH (1985) A prospective study of postmenopausal estrogen therapy and coronary heart disease. N Engl J Med 313:1044
15. Stevenson JC, Abeyasekera G, Hillyard CJ (1983) Regulation of calcium-regulating hormones by exogenous sex steroids in early postmenopause. Eur J Clin Invest 13:481–487
16. Warren MP, Brooks-Gunn J, Hamilton LH, Fiske Warren L, Hamilton WG (1986) Scoliosis and fractures in young ballet dancers. N Engl J Med 314:1348–1353
17. Yen SSC (1977) The biology of menopause. J Reprod Med 18:287–296

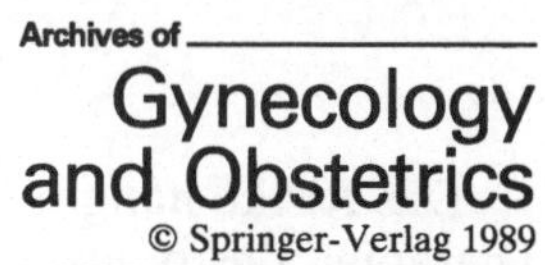
Archives of
Gynecology
and Obstetrics
© Springer-Verlag 1989

Rolle der Gestagene

H. I. Wyss

Basel, Schweiz

Gestagene als Zusatz zur Estrogen-Therapie

Klinische Untersuchungen zur Estrogen-Wirkung

Exogene Estrogene bewirken eine 2–15fache Zunahme des Risikos, ein Endometrium-Carcinom zu entwickeln. Zahlreiche Studien belegen diesen Effekt, der bei allen Estrogenpräparaten eintritt, wenn eine Dosierung zur Behandlung der Menopausebeschwerden und zur Prophylaxe der Osteoporose gewährt wird (Tabelle 1).

Tabelle 1.

Autor	Jahr	Relatives Risiko	
		Estrogen-Therapie allgemein	Estrogen-Therapie länger als 5 Jahre
Smith [32]	1975	4,5	–
Ziel [43]	1975	7,6	13,9
Mack [24]	1976	5,6	8,8
Gray [8]	1977	3,1	11,6
McDonald [23]	1977	2,0	7,9
Wigle [42]	1978	2,2	5,2
Horwitz [11]	1978	12,0	–
Hoogerland [10]	1978	2,2	6,7
Antunes [3]	1979	6,0	15,0
Weiss [36]	1979	7,5	8,2
Hulka [12]	1980	–	4,2
Shapiro [31]	1980	3,9	6,0
Jelovsek [13]	1980	2,4	4,8
Spengler [33]	1981	3,2	8,6
Stavraky [34]	1981	4,2	14,4
Kelsey [14]	1982	–	8,2
LaVecchia [20]	1982	2,7	–
Henderson [9]	1983	1,4	3,1

Das Risiko hängt teilweise ab von der Dauer der Therapie, d.h. je länger die Therapie, desto größer das Risiko, und von der Dosis der verabreichten Estrogene, d.h. je höher die Dosis, desto größer das Risiko. Auch 10 Jahre nach Absetzen der Estrogene besteht noch ein erhöhtes Risiko.

Biochemische Untersuchung zur Estrogen-Therapie

Meistens geht die Entwicklung zum Endometrium-Carcinom über die glanduläre Hyperplasie, dann die atypische glanduläre Hyperplasie zum Endometrium-Carcinom. Die stimulierende Wirkung der Estrogene kann durch das Verhalten folgender Parameter verfolgt werden:

Estrogen-Rezeptoren [15, 16, 39]. Estrogene bewirken eine Zunahme des eigenen nukleären Rezeptors und des Progesteron-Rezeptors im Endometrium. Nach 14 bis 21 Tagen der Estrogen-Therapie nimmt der Estrogen-Rezeptor ab und die Ansprechbarkeit des Endometriums wird reduziert. Um diesen Effekt auszunützen, sollte die Estrogen-Therapie durchgehend erfolgen und nicht mehr eine 1-wöchige Pause eingelegt werden. Durch das Auftreten der Progesteron-Rezeptoren wird das Endometrium für Progesteron ansprechbar.

DNS-Synthese [39]. Estrogene bewirken vermehrte Zellteilung und Wachstum der Endometriumszellen. Diese Wirkung zur Proliferation kann durch den Einbau des Thymidins in die Desoxy-Ribonukleinsäure (DNS) gemessen werden.

Estradiol-Dehydrogenase [39]. In den Endometriumszellen ist ein Enzym vorhanden, die 17β-Hydroxy-Dehydrogenase, die Estradiol in das biologisch bedeutend weniger wirksame Estron umwandelt. Estradiol hemmt dieses Enzym und kann dadurch seine Wirksamkeit erhalten. Alle 3 biochemischen Parameter zeigen, daß Estrogene einen Zustand hervorrufen, wie er im Zyklus in der Proliferationsphase besteht.

Wirkung der Gestagene

Gestagene heben die proliferative Wirkung der Estrogene vollständig auf, auch wenn zu dieser Zeit Estrogene weiter gegeben werden [17–19, 35, 37, 38, 40, 41].

Estrogen-Rezeptoren nehmen unter Gestagenen massiv ab und weisen Werte wie in der Sekretionsphase auf.

DNS-Synthese nimmt ebenfalls stark ab und ist bei genügender Gestagen-Dosis nicht mehr nachweisbar.

17β-Hydroxy-Dehydrogenase. Gestagene bewirken eine starke Zunahme der Estradiol-Dehydrogenase-Aktivität, so daß der Abbau des Estradiols beschleunigt wird. Auch hier verhält sich der Einfluß der verabreichten Gestagene wie der Einfluß des Progesterons in der normalen Sekretionsphase.

Histologische Untersuchungen: mit einer genügend großen Dosis von Gestagenen kann die Entwicklung zur glandulären Hyperplasie und zur atypischen glandulären Hyperplasie unter Estrogenen vollständig gehemmt werden. Die Histologie entspricht bei genügender Gestagendosis der normalen späten Sekretionsphase.

Klinische Untersuchungen. Gambrell [5–7] konnte zeigen, daß die Gestagene die Endometrium-Carcinom-Rate auch gegenüber einer unbehandelten Population sehr deutlich senken (Tabelle 2).

Unbehandelte Frauen   242,2 auf 100 000 Frauen
Estrogenbehandelte Frauen   434,4 auf 100 000 Frauen
Estrogen und Gestagenbehandelte Frauen   70,8 auf 100 000 Frauen

Dauer der Verabreichung. Das Gestagen sollte alle 4 Wochen (oder jeden Monat) während mindestens 12 Tagen verabreicht werden [35, 40].

Unerwünschte Effekte der Gestagene. High-Density-Lipoproteine (HDL) und Low-Density-Lipoproteine (LDL) werden in Zusammenhang mit Herz-Kreislauf-Krankheiten gebracht, wobei die HDL eine protektive Wirkung auf die Gefäße besitzen, während LDL eine schädigende Wirkung haben. Androgene und Gestagene mit einer androgenen Restwirkung (Abkömmlinge der 19-Norsteroide wie das Norethisteron und das Lynestrenol) bewirken eine deutliche Senkung der HDL und eine Vermehrung der LDL und haben in dieser Beziehung einen gegenteiligen Effekt zu den Estrogenen, die HDL erhöhen und LDL senken. 19-Norsteroide sind also unerwünschte Antagonisten von Estrogenen hinsichtlich der kardioprotektiven Wirkung. Die Abkömmlinge des Progesterones (Progesteron, Medroxyprogesteronacetat, Medrogeston, Dydrogesteron) haben nur einen geringen oder gar keinen Effekt auf die HDL und LDL; sie wirken nur am Endometrium als erwünschte Estrogen-Antagonisten. Progesteron wird, wenn es oral verabreicht wird, rasch und zu einem großen

Tabelle 2. Dosis der Gestagene: mit einer Reihe von Experimenten konnte Whitehead et al. [39–41] folgende notwendigen Gestagendosen herausfinden

Generischer Name (Markenname)	tgl. Dosis
Progesteron (Utrogestan):	3 × 100
Medroxyprogesteronacetat (Prodafem):	10 mg
Medrogeston (Colpro):	5–10 mg
Dydrogesteron (Duphaston):	10 mg
Norethisteron (Primolut N, Micronovum):	0,7 mg
Lynestrenol (Orgametril):	5 mg

Tabelle 3. Wahl des Gestagenes

Generischer Name	Marken-name	Vorteile	Nachteile	Preis pro Cyclus	Empfehlens-wert
Progesteron	Utrogestan	keine androgene Wirkung	Umbau in Mineralo-corticoide	Fr. 21.—	+
Pregnan-Derivate					
– Medroxyprogeston	Prodafem		minimale androgene Wirkung	Fr. 11.25	++
– Medrogeston	Colpro		minimale androgene Wirkung	Fr. 6.45	++
– Dydrogesteron	Duphaston	keine androgene Wirkung		Fr. 19.65	+++
Norsteroide					
– Lynestrenol	Orgametril		androgene Wirkung	Fr. 5.40	–
– Norethisteron	Primolut N		androgene Wirkung	Fr. 7.25	–
– Norethisteron	Micronovum		androgene Wirkung	Fr. 7.60	–

Teil in der Leber in Deoxycorticosteron umgewandelt mit der entsprechenden mineralcorticoiden Wirkung [28, 29].

Empfehlungen hinsichtlich der Therapie. Estrogene durchgehend verabreichen. Gestagene jeden Monat während 12 Tagen; treten Blutungen vor dem 10. Tag auf, so ist die Dosis des Gestagenes zu erhöhen (Tabelle 3).

Gestagene allein

Zur Therapie der Menaupausebeschwerden [1, 2, 30, 27] und der Osteoporose können an Stelle der Estrogene auch Gestagene allein verabreicht werden. Man wird diese Therapie bei Patientinnen anwenden, bei denen keine Estrogene gegeben werden dürfen:
- Status nach Mamma-Ca
- Status nach Endometrium-Ca
- Myome mit Wachstum unter Estrogenen
- Thrombosen und Thromboembolien unter Estrogenen

Die Wirkung auf die objektive Symptomatik ist gut, wenn auch nicht so optimal wie unter Estrogenen. Die Hemmung des Knochen-Abbaus [4, 21, 22, 25, 26] ist gleich wirksam wie die der Estrogene, hingegen entfällt die kardio-

protektive Wirkung. Als Dosis empfehlen sich 10–20 mg Medroxyprogesteronacetat (Prodafem).

Kombination von Estrogenen und niedrigen Gestagenmengen als Dauertherapie

Bis jetzt befindet sich nur ein kassenzulässiges Präparat im Handel (Kliogest: 2 mg Östradiol + 1 mg Östriol + 1 mg Norethisteronacetat). Anfänglich treten bei dieser Therapie häufig Zwischenblutungen auf, die aber nach 6 Monaten verschwinden. Ob es sinnvoll ist, die Patientin einer dauernden Exposition von Gestagen auszusetzen, wird die Zukunft zeigen. Für die Patientin ist eine solche Therapie nicht nur einfach, sondern wegen der fehlenden Blutungen nach den ersten 6 Monaten kann man auch mit einer guten Akzeptanz rechnen.

Literatur

1. Albrecht BH, Schrift I, Tulchinsky D et al. (1981) Objective evidence that placebo and oral dedroxyprogesterone therapy diminish menopausal vasomotor flushes. Am J Obstet Gynecol 139:631
2. Andor J, Voegelin E, Wyss H, Schneider P, Tscherne K (1979) Medroxyprogesteronacetat in der Behandlung des Postmenopause-Syndroms. Presented at World Congress of Gynecology and Obstetrics IX, 25.–31. 10. 1979
3. Antunes CMF, Stollwy PD, Rosenshein MB et al. (1979) Endometrial cancer and estrogen use. Report of a large case-control study. N Engl J Med 300:9
4. Erlik Y, Meldrum DR, Lagasse LD et al. (1981) Effect of megestrol acetat on flushing and bone metabolism in postmenopausal women. Maturitas 3:167
5. Gambrell RD jr, Massey FW, Vastaneda TA (1980) Use of the progestin challenge test to reduce the risk of endometrial cancer. Obstet Gynecol 55:732
6. Gambrell RD jr (1980) Obstet Gynecol, pp 132–136
7. Gambrell RD jr (1984) Sex steroid hormones and cancer. Curr Probl Obstet Gynecol 14:26
8. Gray LA jr, Christopherson WM, Hoover R (1977) Estrogens and endometrial cancer. Obstet Gynecol 49:385
9. Henderson BE, Casagrande JT, Pike MC et al. (1983) The epidemiology of endometrial cancer in young women. Br J Cancer 47:749
10. Hoogerland DL, Buchler DA, Crowley JJ et al. (1978) Estrogen use-risk of endometrial carcinoma. Gynecol 6:451
11. Horwitz RI, Feinstein AR (1978) Alternative analytic methods for case-control studies of estrogens and endometrial cancer. N Engl J Med 299:1089
12. Hulka BS, Kaufman DG, Fowler WC jr (1980) Predominance of early endometrial cancers after long-term estrogen use. JAMA 244:2419
13. Jelovsek FR, Hammond CB, Woodard BH et al. (1980) Risk of exogenous estrogen therapy and endometrial cancer. Am J Obstet Gynecol 137:85
14. Kelsey JL, LiVolsi VA, Holford TR et al. (1982) A case-control study of cancer of the endometrium. Am J Epidemiol 116:333
15. King RJB, Whitehead MI, Campbell S et al. (1979) Effect of estrogen and progestin treatments on endometria from postmenopausal women. Cancer Res 39:1094
16. King RJB, Dyer G, Collins WP et al. (1980) Intracellular estradiol, estrone and estrogen receptor levels in endometria from postmenopausal women receiving estrogens and progestins. J Steroid Biochem 13:377–382
17. Lane G, Siddle NC, Ryder TA et al. (1983) Dose-dependent effects of oral progesterone on the oestrogenised postmenopausal endometrium. Br Med J 287:1241–1245

18. Lane G, Siddle NC, Ryder TA et al. (1986) Effects of dydrogesterone on the oestrogenised postmenopausal endometrium. Br J Obstet Gynecol 93:55–62
19. Lane G, Siddle NC, Ryder TA et al. (1986) Is provera the ideal progestogen for addition to postmenopausal estrogen therapy? Fertil Steril 45:345–352
20. LaVecchia C, Franceschi S (1982) Noncontraceptive estrogen use and the occurrence of ovarian cancer. J Natl Cancer Inst 6:1207
21. Lobo RA, McCormick W, Singer F et al. (1984) Depo-medroxyprogesterone for the treatment of postmenopausal women. Obstet Gynecol 63:1
22. Lobo RA, Roy S, Shoupe D (1985) Estrogen and progestin effects on urinary calcium and calciotropic hormones in surgically-induced postmenopausal women. Horm Metabol Res 17:370
23. McDonald PC (1981) Estrogen plus progestin in postmenopausal women. N Engl J Med 305:1644
24. Mack TM, Pike MC, Henderson BE et al. (1976) Estrogens and endometrial cancer in a retirement community. N Engl J Med 294:1262
25. Mandel FP, Davidson BS, Erlik Y et al. (1982) Effects of progestins on bone metabolism in postmenopausal women. J Reprod Med 47:511
26. Meldrum DR, Erlik Y, Davidson OJ et al. (1981) Effect of megestrol acetate (MA) on flushing and bone metabolism in postmenopausal women, abstract 87. 28th Annul Meeting of the Society of Gynecological Investigation, St. Louis
27. Morrison JC, Martin DC, Blair RA et al. (1980) The use of medroxyprogesterone acetate for relief of climacteric symptoms. Am J Obstet Gynecol 138:99
28. Ottoson U-B, Carlstrom K, Damber J-E et al. (1984) Serum levels of progesterone and some of its metabolites including deoxycorticosterone after oral and parental administration. Br J Obstet Gynecol 91:1111–1119
29. Ottoson U-B, Carlstrom K, Damber J-E et al. (1984) Conversion of oral progesterone into deoxycorticosterone during postmenopausal replacement therapy. Acta Obstet Gynecol Scand 63:577–579
30. Paterson M (1982) A randomized double-blind cross-over trial into the effect of norethisterone on climacteric symptoms and biochemical profiles. Br J Obstet Gynecol 89:464
31. Shapiro S, Kaufman DW, Slone D et al. (1980) Recent and past use of conjugated estrogens in relation to adenocarcinoma of the endometrium. N Engl J Med 303:485
32. Smith DC, Prentice R, Thompson DJ et al. (1975) Association of exogenous estrogens and endometrial carcinoma. N Engl J Med 293:1164
33. Spengler RF, Clarke EA, Woolever CA et al. (1981) Exogenous estrogens and endometrial cancer: a case-control study and assessment of potential biases. Am J Epidemiol 114: 497
34. Stavraky KM, Collins JA, Donner A et al. (1981) A comparison of estrogen use by women with endometrial cancer gynecologic disorders, and other illnesses. Am J Obstet Gynecol 141:547
35. Studd JWW, Thom MH, Paterson MEL et al. (1980) The prevention and treatment of endometrial pathology in postmenopausal women receiving exogenous oestrogens. In: Pasetto N, Paoletti R, Ambrus JL (eds) The menopause and postmenopause. MTP Press, Lancaster, pp 127–139
36. Weiss NS, Szekely DR, English DR (1979) Endometrial cancer in relation to patterns of menopausal estrogen use. JAMA 242:261
37. Whitehead MI, King RJB, McQueen J et al. (1979) Endometrial histology and biochemistry in climacteric women during oestrogen and oestrogen/progestin therapy. J R Soc Med 72:322–327
38. Whitehead MI, Townsend PT, Pryse-Davies J et al. (1981) Effects of estrogens and progestins on the biochemistry and morphology of the postmenopausal endometrium. N Engl J Med 305:1599–1604
39. Whitehead MI, Lane G, Dyer G et al. (1981) Oestradiol: the predominant intranuclear oestrogen in the endometrium of oestrogen-treated postmenopausal women. Br J Obstet Gynaecol 88:914–918
40. Whitehead MT, Townsend PT, Pryse-Davies J et al. (1982) Effects of various types and dosages of progestogens on the postmenopausal endometrium. J Reprod Med 27:539–548

41. Whitehead MI, Siddle N, Lane G, Padwick M, Ryder TA, Pryse-Davies J, King RJB, Mishell DR jr (1987) Menopause. Chicago, pp 317–334
42. Wigle DT, Grace M, Smith ESO (1978) Estrogen use and cancer of the uterine corpus in Alberta. Can Med Assoc J 118:1276
43. Ziel HK, Finkle WD (1975) Increased risk of endometrial carcinoma among users of conjugated estrogens. N Engl J Med 293:1167

Arch Gynecol Obstet (1989) 246: S 92–S 97

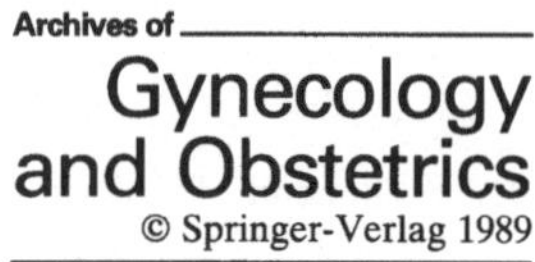
Archives of ___________
Gynecology
and Obstetrics
© Springer-Verlag 1989

Perspectives et alternatives

H. J. Welti

Département de Gynécologie-Obstétrique, CHUV, CH-1011 Lausanne, Swiss

Dans le traitement des effets de la ménopause, les oestrogènes ont fait leur preuve en palliant à toutes les manifestations cliniques apparentes et inapparentes de l'extinction de la fonction ovarienne [2]. Toutefois, même en association avec un progestatif, et dans une certaine mesure à cause de cette association avec un progestatif [7], les traitements substitutifs à base d'oestrogènes donnent lieu à des effets secondaires qui rendent souhaitable de disposer de solutions alternatives et incitent à développer de nouvelles formes de traitement, par exemple par le choix d'autres formes galéniques ou la mise au point de nouvelles molécules. Quelles sont donc les perspectives dans ce domaine?

L'objectif de tout traitement réside dans l'amendement des manifestations suivantes:
- troubles vasomoteurs (bouffées de chaleur, transpiration profuse)
- atrophie des muqueuses génitales (vagin) et urinaire
- ostéoporose
- athérosclérose
- syndrome climatérique (insomnie, labilité d'humeur, dépression, perte de la libido, etc.).

L'administration d'oestrogènes par voie orale permet certes d'atteindre cet objectif mais au prix de risques potentiels et d'effets secondaires non négligeables:
- Cancer de l'endomètre
- Cancer du sein
- maladie thromboembolique
- hypertension artérielle
- mastodynie
- métrorragies
- cholélithiase
- céphalées migraineuses
- intolérance digestive

représentant autant de contre-indications absolues ou tout au moins relatives à l'oestrogénothérapie substitutive [17, 18].

Toutefois l'inconvénient majeur des solutions alternatives proposées jusqu'à présent réside dans le fait que, soit elles ne suppriment pas tous les effets secondaires des oestrogènes, soit qu'elles n'amendent pas les manifestations de la ménopause dans la même mesure que les oestrogènes.

Ainsi l'association d'un progestatif réduit les risques d'un cancer de l'endomètre et du sein, mais peut aussi annuler l'effet protecteur sur les maladies cardio-vasculaires et surtout induit chez bon nombre de femmes ménopausées la réapparition des hémorragies menstruelles avec toutes les manifestations pénibles qui s'y rattachaient avant la ménopause.

Voies d'application percutanée et vaginale

Le recours à une voie d'administration autre que la voie orale permettant ainsi d'éviter l'abord hépatique initial des oestrogènes est un premier progrès, en particulier le recours à la voie vaginale et plus récemment à la voie percutanée.

L'application percutanée d'estradiol, soit sous forme de gel, soit par l'intermédiaire de systèmes transdermiques [11], se pratique maintenant depuis quelques années déjà, et il n'y a plus à y revenir ici, si ce n'est pour rappeler que ce mode de traitement permet d'atteindre tous les objectifs d'une oestrogénothérapie substitutive; la prophylaxie à long terme de l'ostéoporose reste toutefois encore à démontrer [11]. La voie d'administration percutanée ne résoud par contre pas le problème de la stimulation de l'endomètre et nécessite donc également l'application concomitante d'un progestatif. L'idéal serait dès lors de donner ce progestatif sous la même forme et par la même voie que l'oestradiol. Le problème réside dans le choix du progestatif: la molécule à choisir doit être suffisamment anti-oestrogènique, anti-mitotique et non-androgénique; de plus elle doit conserver une activité biologique suffisante également par voie percutanée. La progestérone naturelle serait le produit idéal, mais en application transdermique son activité se perd rapidement dans le site même d'application [25]. On doit se tourner dès lors vers les progestatifs de synthèse, tels les isomères de la progestérone (rétroprogestérone) ou les dérivès de la 17-hydroxyprogestérone (acétate de medroxyprogestérone, acétate de cyprotérone), ou encore de la 19-Nortestostérone (Norethistérone, Norgestrel, etc.). Ces derniers sont les seuls actuellement à notre connaissance à être utilisés avec succès dans les systèmes transdermiques [12]. Des essais cliniques sont actuellement en cours avec de grands »patch« de 20 cm^2 de surface délivrant 50 à 250 µg d'acétate de norethistérone par 24 h, produisant ainsi une concentration sérique de 0,15 à 0,8 ng/ml. Le schéma thérapeutique le plus adéquat n'a pas encore été défini (Fig. 1). Dans notre expérience restreinte le schéma séquentiel de 2 semaines d'estradiol + 2 semaines d'oestradiol + acétate de nor-ethisterone sans intervalle a montré une praticabilité satisfaisante.

Dans ce même ordre d'idée, il faut mentionner le recours à la voie d'application transvaginale, non seulement d'oestrogènes [1, 10], mais aussi de progestatifs au moyen d'un anneau, à l'instar de ce qui se fait depuis longtemps à des fins contraceptives [19]. Les anneaux vaginaux sont constitués d'une triple couche concentrique de silastic. Le réservoir est situé dans las couche intermédiaire et

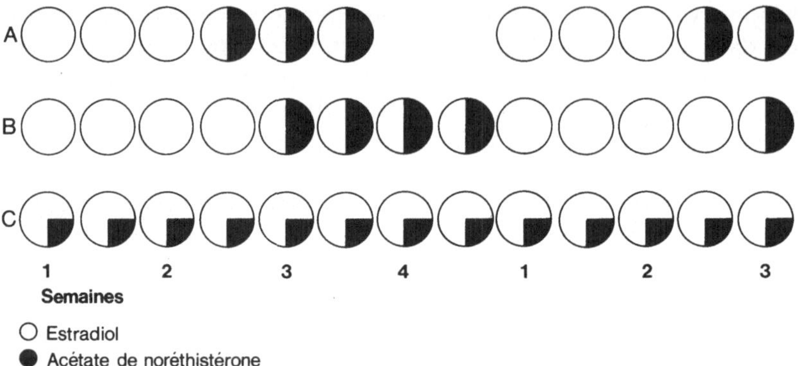

Fig. 1. Schemas de traitement de substitution estro-progestative transdermal

la diffusion est constante à travers la paroi externe. A la longue toutefois l'absorption par les muqueuses se modifie à la suite de changements morphologiques des parois vaginales.

Deux formules ont été proposées:
– l'utilisation d'oestrogènes seuls à des doses suffisamment faibles ou sous une forme sans effets métaboliques
– l'utilisation d'une association d'estradiol et de norgestrel.

Avec un anneau contenant 5 mg d'estradiol et dispensant environ 20 µg de cette hormone par 24 h on obtient un effet satisfaisant sur les muqueuses vaginales et les manifestations urinaires, sans effets central ni métabolique (hépatiques) notables.

Les données concernant la combinaison estradiol + norgestrel manquent encore.

Nouveau stéroïde

Un nouveau stéroïde a fait l'objet de pulsieurs études cliniques au cours de ces dernières années: il s'agit du Org OD 14, ou 17-hydroxy-7-méthyl-19-norpregnen (Fig. 2), un dérivé donc de la nortestostérone [14]. On détiendrait là une substance qui offre tous les avantages des oestrogènes, seuls ou en association avec un progestatif, mais sans en avoir les inconvénients [5, 13, 28], notamment en ce qui concerne les effets métaboliques et sur l'endomètre, même après administration prolongée de plus de 2 ans [27]. A dose de 2,5 mg par jour, ce

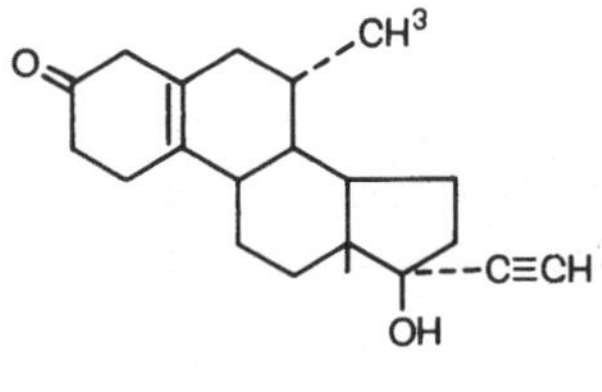

Fig. 2. Org OD 14 (17-hydroxy-7-méthyl-19-norpregnen)

stéroïde abaisse significativement le taux sérique de FSH et dans une moindre mesure le taux de LH chez la femme ménopausée. Chez les femmes qui ont encore une activité ovarienne ovulatoire, il inhibe l'ovulation. Bien que la cytologie vaginale et le mucus cervical témoignent d'une activité oestrogénique de cette substance sur les organes génitaux, les biopsies de l'endomètre démontrent une absence de stimulation chez 90% des sujets, et seulement une très légère stimulation chez environ 10% des sujets contrôlés. En ce qui concerne les bouffées de chaleur, les transpirations profuses et les autres manifestations du syndrome climatérique, l'Org OD 14 à la dose de 2,5 mg/jour serait aussi efficace que le valérate d'oestradiol à la dose de 2 mg/jour.

Enfin dans une étude comparée avec un placebo, les sujets traités par ce stéroïde n'ont présenté aucun signe de perte de substance osseuse alors que chez les sujets recevant un placebo on observait une diminution de la masse osseuse.

Les effets secondaires de l'Org OD 14 apparaissent peu importants, sous forme de prise de poids ou de saignements vaginaux occasionnels.

Traitements non-hormonaux

Alors que les traitements préconisés jusqu'à présent devaient remédier à tous les effets de la ménopause, les alternatives essentiellement non hormonales se limitent à l'amendement d'une ou de plusieurs manifestations de la ménopause, mais jamais de toutes à la fois. Ainsi ce sont primairement les bouffées de chaleur et les transpirations profuses ainsi que les autres manifestations du syndrome climatérique que l'on veut traiter, ou alors spécifiquement l'ostéoporose que l'on veut prévenir. C'est précisément dans ce domaine que semblent s'ouvrir certaines perspectives.

Ainsi la *calcitonine en administration intranasale* ouvre un nouvel horizon dans la prévention de l'ostéoporose postménopausique: le rôle de cette substance dans le maintien du tissu osseux est connu depuis plus d'un quart de siècle, mais impliquait un traitement par injection quotidienne, ce qui était mal toléré à la longue [26]. Grâce à l'application par spray intranasal de l'ordre de 50 UI on détient un médicament efficace pour prévenir la perte de substance osseuse chez la femme ménopausée, pratiquement dépourvu d'effets secondaires et représentant une alternative véritable au traitement par oestradiol [21, 22].

Par contre la caltitonine reste sans effet sur les autres manifestations de la ménopause telles que l'instabilité vasomotrice, l'atrophie des muqueuses génito-urinaires et le syndrome climatérique.

Inversément les autres alternatives agissent sur les bouffées de chaleur, les transpirations profuses et autres manifestations du syndrome climatérique, mais ne préviennent pas d'ostéoporose ni l'atrophie des muqueuses uro-génitales. Ces substances sont connues et ont fait leur preuve depuis 10 ans au moins.

Ainsi la *clonidine* a été étudiée par Clayden et coll. en 1972 déjà [3] et présentée depuis lors comme une alternative non-hormonale pour le traitement des bouffées de chaleur [29]. Il s'agit d'un dérivé de 2-imidazoline α-adrenergique-bloquant à effet hypotenseur à court terme, et diminuant la sensibilité des vaisseaux périphériques aux effets de l'adrénaline lorsqu'elle est donnée en administration prolongée. Depuis lors elle a fait l'onjet de nombreuses publications qui confirment son effet bénéfique sur les bouffées de chaleur [8, 9, 15, 16, 24]. elle se donne généralement par voie orale à raison de 0,025 à 0,100 mg/jour. Récemment on a préconisé l'administration de la clonidine par voie percutanée avec le même succès [20]. Toutefois l'étude portait sur un très petit nombre de sujets. A signaler enfin que les effets secondaires sous forme d'hypotension artérielle et de bradycardie peuvent être particulièrement désagréables.

Une autre substance non hormonale connue et étudiée depuis une dizaine d'années et qui a aussi fait ses preuves est le *veralipride,* un dérivé benzamide synthétique anti-dopaminergique [6]. Administré par voie orale à raison de 100 mg par jour, il supprime complètement les bouffées de chaleur et les transpirations profuses dans 65 à 90% des cas [4, 30, 31]. Les effets sur les autres manifestations climatériques sont diversément appréciés [23]. Du point de vue biologique, le veralipride diminue la LH sérique, augmente le taux de prolactine et de la DHEAS. Il n'y a aucun effet démontré sur l'ostéoporose et l'atrophie de la muqueuse vaginale. On le lui connaît pas d'effet secondaire notable.

La liste des substances non hormonales qui ont été proposées pour traiter les effets de la ménopause est encore longue, comprenant les régulateurs du système végétatif, les neuroleptiques, le dialysat de rate, etc. Comme la clonidine et le veralipride, elles ont en commun de n'agir que sur certains effets isolés de la ménopause, et surtout de n'avoir aucune action sur l'ostéoporose ni sur l'atrophie des muqueuses génito-urinaires.

En résumé seul l'oestradiol par voie orale agit sur tous les effets de la ménopause, mais au prix d'effets secondaires et de risques potentiels qui ne peuvent plus être assumés. Si l'association avec un progestatif, le recours à la voie d'administration transdermique ou transmuqueuse, ou encore l'utilisation d'un nouveau stéroïde tel que l'Org OD 14 ont ouvert des possibilités intéressantes dans le traitement des effets de la ménopause, il reste à démontrer qu'à long terme ces perspectives s'ouvrent réellement sur une prophylaxie efficace de l'ostéoporose.

Bibliographie

1. Birkhäuser MH (1988) Central and peripheral effects of vaginal estrogen therapy. In: Genazzani AR, Montemagno V, Nappi C, Petraglia F (eds) The brain and female reproduction function. Parthenon, Casterton Hall, pp 601–608
2. Christiansen C (1988) Estrogentherapy of osteoporosis. Dans: The Proceedings of a Special Symposium held at the First Congress of the International Society of Gynecological Endocrinology. In: Christiansen C (ed) New horizons in osteoporosis. Parthenon, Casterton Hall, pp 13–19
3. Clayden JR, Bell JW, Pollard P (1974) Menopausal flushing: double-blind trial of a non-hormonal medication. Br Med J 1:409–412
4. David A, Don R, Tajchner G, Weissglas L (1988) Vaeralipride: alternative antidopaminergic treatment for menopausal symptoms. Am J Obstet Gynecol 158:1107–1115
5. De Aloysio D, Fabiani AG, Maufoni M, Bottiglioni F (1987) Use of Org OD 14 for the treatment of climateric complaints. Maturitas [Suppl] 1:49–65
6. Delanian L (1980) Etude clinique de l'activité d'une nouvelle molécule de veralipride sur les troubles psychoneuro-végétatifs de la ménopause. Sem Hop Paris 56:1468–1470

7. Don Gambrell R jr (1987) Estrogen replacement therapy – guidelines for safe use. Drug Therapy 68:80
8. Edington RF, Chagman JP, Steinberg WM (1980) Clonidine (Dixarit) for menopausal flushing. Can Med Assoc J 123:23–26
9. Ginsburg J, Reilly O, Swinhoe J (1985) Effect of oral clonidine on human cardiovascular responsiveness: a possible explanation of the therapeutic action of the drug in menopausal flushing and migraine. Br J Obstet Gynaecol 92:1169–1175
10. Holmgren PA, Lindskog M, von Schoultz B (1989) Vaginal rings for continuous lowdose release of oestradiol in the treatment of urogenital atrophy. Maturitas 11:55–63
11. Keller PJ (1988) Transdermal systems for estrogentherapy in menopause. In: Genazzani AR, Montemagno V, Nappi C, Petraglia F (eds) The brain and female reproduction. Parthenon, Casterton Hall, pp 601–609
12. Keller PJ (1988) Combined transdermal hormone therapy. In: Genazzani AR, Petraglia F, Volpe A, Facchinetti F (eds) Advances in gynaecological andocrinology. Parthenon, Carnforth, pp 651–657
13. Kicovic PM, Cortes-Prieto J, Luisi M, Milojevic S, Franchi F (1982) Placebo-controlled crossover study of effects of Org OD 14 in menopausal women. Reproduction 6:81–91
14. Kicovic PM (1988) New steroid for the climacteric syndrome. In: Gemazzani AR, Montemagno V, Nappi C, Petraglia F (eds) The brain and female reproductive function. Parthenon, Casterton Hall, pp 610–616
15. Laufer LR (1982) Effect of clonidine on hot flashes in postmenopausal women. Obstet Gynecol 60:583–586
16. Linquette M, Riviere J, Vague J (1980) Traitement non hormonal des troubles de la ménopause – étude multicentrique en double insu. Sem Hop Paris 56:1445–1448
17. Lufkin EG, Carpenter PC, Ory SJ, Malkesian GD, Edmonson J-H (1988) Estrogen replacement therapy: current recommendations. Mayo Clin Proc 63:453–460
18. Metzger DA, Hammond CB (1988) Are estrogens indicated for the treatment of postmenopausal women. Drug Intell Clin Pharm 22:493–496
19. Mishell DR, Moore DE, Roy S, Brenner PF, Page MA (1978) Clinical performance and endocrine profile with contraceptive vaginal ring containing a combination of estradiol and d-norgestrel. Am J Obstet Gynecol 130:55–62
20. Nagomani M, Kelver ME, Smith ER (1987) Treatment of menopausal hot flashes with transdermal administration of clonidine. Am J Obstet Gynecol 156:561–565
21. Reginster JY, Denis D, Albert A, Deroisy R, Leeart MP, Fontaine MA, Franchimont P (1988) Intranasal calcitonin: a new horizon in prevention of early postmenopausal boneloss. In: Christiansen C (ed) New horizons in osteoporosis. Parthenon, Carnforth, pp 27–35
22. Riis BJ, Christiansen C, Overgaard K (1988) The effect of nasal calcitonine on postmenopausal oestoporosis. In: Christiansen C (ed) New horizons in osteoporosis. Parthenon, Carnforth, pp 37–41
23. Sandrin R, Evrard G, Adnet JJ, Wahl P, Quereux C (1980) Etude cytologique hormonale des frottis vaginaux avant et après traitement par veralipride. Sem Hop Paris 56:1460–1464
24. Salmi T, Punnonen R (1979) Clonidine in the treatment of menopausal symptoms. Int J Gynaecol Obstet 16:422–426
25. Sitruk-Ware R (1988) Editorial. Maturitas 10:79–81
26. Stevenson JC, Cush MP, Ganger KF (1988) Calcitonin and estrogen in the management of osteoporosis. In: Christiansen C (ed) New horizons in oestoporosis. Parthenon, Carnforth, pp 21–26
27. Tax L, Goorissen EM, Kicovic PM (1987) Clinical profile of Org OD 14. Maturitas [Suppl] 1:3–13
28. Treroux R, Dieulangard P, Blum A (1983) Efficacy and safety of Org OD 14 in the treatment of climateric complaints. Maturitas 5:89–96
29. Tulandi T, Lal S, Kinch RA (1983) Effect of intravenous clonidine on menopausal flushing and luteinizing hormone secretion. Br J Obstet Gynaecol 90:854–857
30. Verbeke K, Dhout M, van de Kerckhove D (1988) Clinical and hormonal effects of long-term veralipride treatment in post-menopausal women. Maturitas 10:225–230
31. Wesel S, Bosuma WB (1983) L'alternative au traitement hormonal des bouffées vasomotrices de la ménopause: le veralipride. Sem Hop Paris 59:596–599

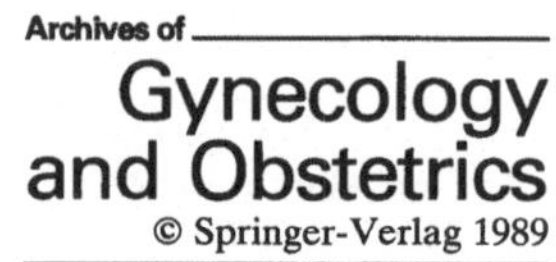

Archives of

Gynecology
and Obstetrics
© Springer-Verlag 1989

Freie Vorträge I/Communications libres I

Périnatologie/Obstétrique

1. Studie zur Ermittlung mütterlicher Risikofaktoren, welche eine Übertragung von HIV während Schwangerschaft resp. Geburt

Ch. Rudin, S. Heinzl, R. Berger, P. Erb, Ch. Kind. Universitäts-Frauenklinik Basel

Die HIV-Infektion im Kindesalter ist heute in den meisten Fällen perinatal erworben. Jährlich werden in der Schweiz ungefähr 40 Schwangerschaften von HIV-infizierten Frauen ausgetragen. Bei rund 60% dieser Frauen ist die HIV-Seropositivität bereits bekannt, oder wird während der Schwangerschaft entdeckt. Die Neugeborenen werden seit 2 Jahren in der „Neonatalen HIV-Studie" (Dr. Kind, St. Gallen) erfaßt. Mit einer HIV-Infektion der Kinder HIV-infizierter Mütter ist nach heutigen Erkenntnissen in 30–50% der Fälle zu rechnen.

Bei anderen Übertragungsarten des HIV gibt es Hinweise dafür, daß die Transmissionsrate der HIV-Infektion mit dem Fortschreiten der Infektion ansteigt.

Eine Basler Arbeitsgruppe möchte die günstigen Voraussetzungen in der Schweiz nutzen, und durch prospektive Erfassung immunologischer Parameter während der Schwangerschaft HIV-infizierter Frauen nach möglichen Parametern suchen, die eine Übertragung auf das Kind begünstigen.

Die Studie wird mit der neonatalen HIV-Studie – welche die kindlichen Daten liefern wird – verknüpft, und wird von der Pädiatrischen AIDS-Gruppe Schweiz und dem Schweizerischen Roten Kreuz unterstützt. Die Grundlagen und Ziele der Studie werden vorgestellt. Ein Appell zur Teilnahme an diesem Projekt wird ans Auditorium gerichtet.

2. Listeriose beim Neugeborenen

D. Mieth, H. U. Bucher, D. Nadal. Neonatologie, Universitätsspital Zürich

In einer retrospektiven Untersuchung an den fünf Kinderkliniken des Kantons Zürich sollte die Inzidenz der Literiose bei Neugeborenen, die prä- und postnatalen Symptome und allfällige Spätschäden bei den Überlebenden erfaßt werden.

Die jährliche Listerioseinzidenz bei Neugeborenen war 1983–1987 im Kanton Zürich mit 0,33 pro Tausend mehr als doppelt so hoch wie in den zehn Jahren zuvor. Diese Zunahme verlief parallel zu jener im Kanton Waadt, für die kontaminierter Weichkäse verantwortlich gemacht wird. In drei Fällen erfolgte eine Übertragung von Listerien von Kind zu Kind im Gebärsaal.

Pränatal manifestierte sich die Listerieninfektion als Fieber der Mutter, grünes Fruchtwasser, ein pathologisches Cardiotokogramm, vorzeitige Wehen oder fehlende fetale Bewegungen. Die häufigsten postnatalen Symptome beim Kind waren Atemnotsyndrom, Fieber oder Hypothermie, ein papulomakulöses Exanthem und eine neurologische Auffälligkeit. Die Gramfärbung des Magenaspirates erwies sich zur Frühdiagnose als zuverlässig (92% Sensibilität, 90% Sensitivität). Fünf Kinder verstarben, sieben überlebten mit und 23 ohne Spätfolgen. Für die Prognose war eine möglichst kurze Latenzzeit zwischen Manifestationsbeginn und Geburt, bzw. Behandlungsbeginn entscheidend. Cephalosporine waren in vier Fällen unwirksam und sollten grundsätzlich bei Schwangeren und Neugeborenen nicht als Monotherapie gegeben werden solange eine Listeriose nicht ausgeschlossen ist.

3. Kinder von Müttern mit nachweisbaren Antikörpern gegen Borrelia burgdorferi bei der Entbindung

D. Nadal, U. A. Hunziker, H. U. Bucher, W. H. Hitzig, G. Duc. Universitäts-Kinderklinik Zürich

Die Spirochäte *Borrelia burgdorferi,* der Erreger der Lyme-Borreliose, kann die Plazentarschranke überwinden, ähnlich wie das ihr verwandte *Treponema pallidum.* Pathologische Ausgänge von Schwangerschaften mit aktiver Lyme-Borreliose sind bekannt im Sinne von intrauterinem Fruchttod, Frühgeburtlichkeit, Herzmißbildungen und Hautausschlägen beim Neugeborenen. Um die Notwendigkeit eines Screenings auf Lyme-Borreliose in der Schwangerschaft abzuschätzen, führten wir an der Frauenklinik Zürich vom 1. April 1986 bis 31. März 1987 bei Schwangeren am Termin und bei ihren Neugeborenen eine seroepidemiologische Untersuchung auf Antikörper gegen *B. burgdorferi* durch. Diese ergab eine Prävalenz an erhöhten Titern von 0,85% (12/1416 Frauen und 12/1434 Kinder). Die Titer der Mutter/Kind-Serumpaare korrelierten immer innerhalb einer Titerstufe. Aufgrund serologischer Kreuzreaktionen mit *T. pallidum* wurden zusätzlich drei Mutter/Kindpaare mit luetischer Seronarbe erfaßt.

Die Nachkontrolle der 12 Frauen und ihrer 12 Kinder mit erhöhten Titern ergab, daß eine dieser Frauen in der Frühschwangerschaft an einer klinisch aktiven Lyme-Borreliose erkrankt war; bei ihrem Kind bestand ein Ventrikelseptumdefekt. Vier weitere der 12 Kinder mit erhöhten Titern waren als Neugeborene auffällig: einer war makrocephal, ein zweiter muskulär hypoton, das dritte untergewichtig für Gestationsalter und das vierte hatte supraventrikuläre Extrasystolen. Diese abnormen Befunde bestanden nicht mehr bei der Nachuntersuchung im Alter von 9–17 Monaten. Die hier beobachteten cardialen Befunde entsprechen Berichten aus der Literatur. Wir konnten sie jedoch pathogenetisch nicht *B. burgdorferi* zuschreiben, da serologische Hinweise für eine intrauterine Infektion fehlten (keine spezifischen IgM bei Geburt, keine spezifischen IgG mehr bei Nachkontrolle).

Aufgrund unserer Daten ist – zumindest in der Region Zürich – ein generelles serologisches Screening während der Schwangerschaft nicht indiziert. Dennoch sind Erkennung und Behandlung einer Lyme-Booreliose bei Schwangeren zur Verhütung einer möglichen Schädigung des Kindes notwendig.

4. Introduction de l'active management of labour: resultats preliminaires

P. Hohlfeld, O. Reymond, F. Marty, H. Bossart. Départment de Gynécologie-Obstétrique, CHUV, 1011 Lausanne

But du travail

Evaluer les résultats obtenus après introduction d'une méthode plus active d'accouchement à la Maternité de Lausanne, en comparant plus de 1000 accouchements.

Resultats

- Diminution de la durée des accouchements
- Diminution du nombre de césariennes (en particulier des indications relatives aux disproportions foeto-pelviennes)
- Augmentation des accouchements par voie basse lors de status après césarienne
- Pas d'augmentation de la pathologie néonatale

Conclusion

L'introduction d'une méthode d'accouchement plus active a entraîné une nette amélioration de nos résultats, sans risque pour le foetus.

5. Réactivité spontanée ou induite du rythme cardiaque foetal et pH du scalp en cours de travail

O. Irion, P. Stuckelberger, Ph. Extermann, F. Béguin. Dépt. d'Obstétrique et de Gynécologie, Hôpital Cantonal Universitaire Genève

Plusieurs études out montré une association étroite entre la réactivité du rythme cardiaque foetal à divers stimuli et un status acido-basique foetal normal au cours du travail. Nous avons corrélé la réactivité spontanée, induite par stimulation acoustique foetale (FAS) ou par la ponction du scalp avec les valeurs du pH ainsi obtenues. 132 foetus présentant des tracés anormaux ont été inclus dans cette étude du 1er octobre 1987 au 31 août 1988. Une stimulation acoustique de 80 Hz, 80 dB a été appliquée sur la tête foetale pendant 5 secondes et une analyse du pH du scalp pratiquée après un délai d'une minute. La présence d'une réactivité spontanée a été recherchée pendant les 10 minutes de tracé précédant le FAS. 210 pH ont ainsi été réalisés.

Résultats

Parmi les 22 pH du scalp acidotiques (pH < 7,20), 4 tracés ont montré une réactivité spontanée, 6 une réactivité suivant le FAS et 3 après la ponction du scalp. La sensibilité d'un test anormal pour prédire une acidose, sa spécificité, la valeur prédictive d'un test non réactif ainsi que la valeur prédictive d'un test réactif sont données ci-dessous:

	Spontané	FAS	Ponction
Sensibilité	81,8%	72,7%	86,4%
Spécificité	40,4%	54,3%	51,7%
Valeur prédictive d'un test non-réactif	13,8%	15,7%	17,9%
Valeur prédictive d'un test réactif	95,0%	94,4%	96,9%

Conclusion

Certains foetus présentent une acidose malgré une réactivité spontanée ou induite. La réactivité suivant la stimulation acoustique foetale ne permet pas d'exclure une acidose avec plus de sécurité que la réactivité spontanée.

Il faut être prudent avant de conclure, comme l'ont suggéré des travaux récents, que la stimulation acoustique foetale peut remplacer la détermination du pH lorsque celui-ci est techniquement difficile.

6. Sind biphasische Dezelerationen der fetalen Herzfrequenz während eines Non-Streß-Testes ein Alarmzeichen für den Geburtshelfer?

Ch. König[1], M. Katz[2], I. Meizner[2], I. Pack[2]. [1]Kant. Frauenspital Bern, [2]Soroka Medical Center Beer-Sheva, Israel

In der vorliegenden Arbeit wurde der voraussagende Wert von biphasischen Dezelerationen der fetalen Herzfrequenz während eines Non-Streß-Testes untersucht. Die Studienpopulation besteht aus 71 Frauen, bei welchen wegen Übertragung, chronischer Hypertonie, verminderten fetalen Bewegungen, IUWR, Schwangerschaftsdiabetes oder Anamnese von vorausgegangenem Kindstod ein Non-Streß-Test durchgeführt wurde. Die Patientinnen wurden in die Studie aufgenommen, wenn die fetale Herzfrequenz biphasische Dezelerationen zeigte. Biphasische Dezelerationen sind definiert als zwei unmittelbar aufeinander folgende Dezelerationen, welche im Sinne einer variablen Dezeleration in ihrer Form und in ihrem zeitlichen Zusammenhang mit der Kontraktion unterschiedlich sind.

Die Schwangerschaftsdauer variierte zwischen 36 und 42 Wochen. Bei 65 Patientinnen war die Nabelschnur entweder über oder unter der Norm von 50–70 cm. 69 (97%) wiesen zusätzliche Nabelschnurpathologien auf, wie Knoten, Umschlingungen um Hals oder Körper, oder fehlerhafte Insertion. Operative Entbindung (vaginal durch Forceps oder Vacuum, abd. durch Sectio) war 2–3mal häufiger bei der Studienpopulation als bei normalem geburtshilflichem Krankengut. Die perinatale Mortalität war in unserer kleinen und selektiven Gruppe deutlich höher (4 von 71 Kindern = 5,6%) verglichen mit der üblichen perinatalen Mortalität (12 per 1000 Geburten).

Wegen des relativ kleinen Kollektivs kann eine Änderung der Politik nicht gefordert werden, dennoch glauben wir, daß aufgrund der vorgelegten Resultate bei Auftreten von biphasischen Dezelerationen der fetalen Herzfrequenz eine intensivere und sorgfältigere Überwachung der Schwangerschaft durchaus gerechtfertigt ist.

7. Ist die Reaktion des Fetus nach vibratorisch-akustischer Stimulation vom Aktivitätszustand abhängig

G. Berclaz, U. Herrmann. Universitäts-Frauenklinik Bern

Verschiedene Erkrankungen, wie Hypoxie, Mißbildungen und intrauterine Infektionen, können zu einer Abnahme der fetalen Bewegungen führen. Weil fetale Bewegungen auch in Phasen fetaler Ruhe (1F und 3F nach Nijhuis) fehlen, sind falsch positive Resultate von Testen, die auf dem fetalen Bewegungsmuster basieren, häufig (z. B. nichtreaktiver Non-Streß-Test). Um auch in den physiologischen Ruhephasen des Fetus eine fetale Erkrankung ausschließen zu können, wurde in den letzten Jahren die Reaktion des Fetus nach vibratorisch-akustischer Stimulation (VAS) evaluiert. Eigene Ergebnisse haben gezeigt, daß der gesunde Fetus nach der 28. Schwangerschaftswoche nach einem VAS mit einer kurzen Bewegung der Arme reagiert („intrauterine Moro-ähnliche Reaktion"). In der Literatur bestehen bezüglich des VAS folgende Kontroversen: 1. Die fetale Reaktion nach VAS könnte zufällig auftreten. 2. In der Ruhephase 1F ist der Fetus nicht stimulierbar. 3. Führt die VAS zu einer Veränderung des Aktivitätszustandes? („Wird der Fetus geweckt?"). 4. Treten nach VAS eventuell Bradykardien auf, die zu einer Hypoxie führen könnten?

Das Ziel der vorgestellten Arbeit war, diese Fragen zu beantworten.

Methode

In einer prospektiven, randomisierten Studie bei 30 gesunden Gravida in der 37. bis 41. SSW wurde die Reaktion des Fetus nach Scheinstimulation bzw. echter Stimulation geprüft. Das fetale Verhalten wurde durch Ultraschall und Kardiotokographie vor und nach Stimulation unter standardisierten Bedingungen erfaßt. Jede Gravida diente als ihre eigene Kontrolle. Die initial erfolgte Stimulation (Scheinstimulation oder echte Stimulation) war dem Prüfenden nicht bekannt.

Resultate und Schlußfolgerung

1. Nach echter Stimulation kam es signifikant häufiger zu einer Bewegung der Vorderarme des Fetus als nach Scheinstimulation, d. h. die nach VAS beobachtete Bewegung des Fetus tritt nicht zufällig auf. 2. Auch in der Ruhephase 1F reagiert der Fetus nach VAS. 3. Bei einigen Feten führt die VAS zu einer Zustandsveränderung. Interpretiert man den Zustand 1F und 2F als Schlafzustand des Fetus und 3F und 4F als Wachzustand des Fetus, dann kann angenommen werden, daß durch den VAS einzelne Feten tatsächlich geweckt werden. 4. Aktivitätsstürme des Fetus oder Bradykardien wurden in unserem Studienkollektiv nicht beobachtet. Wenn die Sicherheitsaspekte an einem größeren Kollektiv bestätigt werden, scheint es wahrscheinlich, daß Stimulationsversuche der geschilderten Art in der antenatalen Überwachung des Kindes an Bedeutung gewinnen werden. Diese Teste würden uns erlauben, den fetalen Zustand auch während der Phase physiologischer Ruhe des Fetus zu erfassen.

8. Profil biophysique et grossesses à risque

R. Favre, H. Bossart. Maternité-CHUV Lausanne

Etude prospective randomisée comparant deux protocoles de surveillance foetale anténatale.

1. le profil biophysique, associant le nonstress test, les mouvements respiratoires, les mouvements foetaux, le tonus foetal et le liquide amniotique ainsi que le grading placentaire.
2. la surveillance classique par cardiotocographie seule associée au test au Syntocinon.

On évalue l'apport du profil biophysique, sa sensibilité, spécificité et valeur prédictive par comparaison à la cardiotocographie seule pour une population de grossesses à haut risque soit 200 patientes comportant les dépassements de terme, retard de croissance intra-utérin, gestose et rupture prématurée des membranes avant terme.

Le dernier test anténatal est confronté aux paramètres suivants: tracé sub-partu, souffrance foetale définie par un pH inférieur à 7,20 ou un Apgar inférieur à 7 à 5 mn, incidence de forceps et césarienne pour souffrance foetale aiguë et taux de mortalité.

Globalement, les sensibilités, spécificités, valeurs prédictives positives et négatives sont toutes améliorées par le profil biophysique. Les faux négatifs sont moins nombreux de même que les faux positifs. La spécificité, valeur prédictive positive et négative du profil biophysique est statistiquement améliorée dans le dépistage d'un pH acidosique et d'une intervention pour souffrance foetale aiguë.

De plus, le profil est particulièrement intéressant dans les dépassements de terme, évitant les provocations électives pour attendre un accouchement spontané tant que la vitalité foetale est normale. Le taux d'accouchement par voie basse est de 73% dans le groupe biophysique pour 45% dans le groupe standard. De même, pour les césariennes pour souffrance où l'on en compte 2% dans le profil biophysique et 11% dans le groupe standard. Ainsi le profil biophysique permet une surveillance de la grossesse plus fine qu'avec la cardiotocographie seule et probablement la pathologie iatrogène est moins importante.

9. Intracerebrale Doppler-Blutflußmessungen beim Feten und beim Neugeborenen

J. Kurmanavicius, W. Reus, D. Mieth, R. Huch, A. Huch. Universitäts-Frauenklinik Zürich

Die Untersuchung des fetalen cerebralen Blutflusses ist ein wichtiges Hilfsmittel bei Überwachung und Management von Hochrisikoschwangerschaften. Follow-Up-Studien der neonatalen cerebralen Circulation werden sehr wahrscheinlich unsere Kenntnis der klinischen Implikationen der Blutflußumverteilung zum fetalen Gehirn verbessern.

Die Bestimmung der Blutströmungsgeschwindigkeit in der Art. cerebri media wurde ursprünglich bei Erwachsenen beschrieben; wir stellen hier eine Abwandlung der Methode vor, mit welcher wir unmittelbar die cerebrale Blutflußgeschwindigkeit von Feten bei normalen Terminschwangerschaften bestimmen und die Ergebnisse vergleichen mit den Resultaten an Neugeborenen gleichen Gestationsalters in den ersten drei Lebenstagen.

Die Untersuchung wurde durchgeführt mit dem kombinierten Ultraschallgerät Acuson 128 für Real-Time und gepulsten Doppler unter Verwendung eines gleichzeitig für Bildgebung und Doppler geeigneten 5-MHz-Transducers.

Folgende Messungen wurden von uns durchgeführt unter Anwendung eines speziellen Computerprogramms zur Analyse fetaler und neonataler Blutflußgeschwindigkeits-Dopplershift-Spektren der Art. cerebri media:

1. Maximale systolische Geschwindigkeit
2. Maximale enddiastolische Geschwindigkeit
3. Über die Zeit gemittelte maximale Geschwindigkeit
4. Pulsatilitätsindex
5. Resistance-Index und
6. Maximale Geschwindigkeit unter der Schwerlinie des Spektrums.

Wir fanden, daß die maximale systolische Geschwindigkeit, die maximale enddiastolische Geschwindigkeit, die zeitlich gemittelte maximale Geschwindigkeit und die maximale Geschwindigkeit unter der Schwerlinie in der Art. cerebri media am ersten und teilweise auch am zweiten Tag bei Neugeborenen am Termin signifikant erniedrigt waren im Vergleich zu Feten am Termin. Zugleich wurde jedoch keine Differenz gefunden zwischen Feten am Termin und Neugeborenen in den ersten drei Lebenstagen hinsichtlich Pulsatilitätsindex und Resistance-Index.

10. Management von Zwillingsschwangerschaften nach intrauterinem Absterben eines Kindes

R. Leuppi, D. Meier, E. Neuenschwander, N. Pavić, S. Heinzl. Universitäts-Frauenklinik Basel

Anhand von vier in unserer Klinik in den letzten zwei Jahren beobachteten Fällen von intrauterinem Absterben des einen Zwillings und unter Berücksichtigung der neueren Literatur zu diesem Problem, wird das Management einer solchen Situation erörtert.

Speziell wird auf mögliche kindliche und mütterliche Komplikationen und deren Vermeidung eingegangen. Einige Empfehlungen zum Vorgehen in Praxis werden abgegeben.

11. Schwangerschaft und Geburt bei fortgeschrittener Niereninsuffizienz

Ch. König[1], M. Katz[2]. [1]Kant. Frauenspital Bern, [2]Soroka Medical Center Beer-Sheva, Israel

Erfolgreiche Beendigung von Schwangerschaften bei Frauen mit schwerer Niereninsuffizienz sind selten. In der vorliegenden Arbeit werden sechs Schwangerschaftsverläufe und Geburten von Frauen mit schwerer Niereninsuffizienz und Uraemie ((Serumkreatinin > 177 umol/l (45–102) (> 2 mg%) und Serumharnstoff > 10 mmol/l (2,9–6,4) (> 60 mg%)) vorgestellt und besprochen.

Von den sechs Neugeborenen wiesen vier eine schwere intrauterine Wachstumsretadierung auf, zwei starben an den Folgen von Frühgeburtskomplikationen. Auch wenn

Schwangerschaftsverlauf und Geburt als befriedigend gewertet werden kann, verschlechterte sich die Nierenfunktion bei allen sechs Patienten dramatisch. In allen Fällen war kurz nach der Geburt eine Peritonealdialyse nötig und eine Patientin verstarb wenige Monate post partum.

Es wird deshalb aufgrund dieser Resultate postuliert, daß bei Frauen mit schwerer Niereninsuffizienz Schwangerschaften kontraindiziert sind.

12. Die pränatale Diagnose der fetalen Akinesie-Sequenz (Pena-Shokeir-Phenotyp). Ein Fallbericht

M. Harder. Frauenklinik, Kantonsspital Aarau

Wir berichten über die dritte Schwangerschaft einer gesunden 24jährigen Frau mit unauffälliger Anamnese, die uns in der 24. SSW wegen fehlenden fetalen Bewegungen zugewiesen wurde. Bei normalem Karyotyp stellten wir die Diagnose einer fetalen Akinesie ohne erkennbare ZNS-Anomalien mit Ausbildung des letalen Pena-Shokeir Phenotyps. Wir haben die Geburt mit 30 Schwangerschaftswollen eingeleitet, und das Kind verstarb sofort post partum an der respiratorischen Insuffizienz.

Eine fetale Akinesie, gleich welcher Genese, führt zu einer Folge von Fehlbildungen. Dazu gehören die Arthrogryposis mit Camptodactylie und Klumpfüssen, Gesichtsanomalien, die Ausbildung eines subcutanen Oedems, eine Schluckstörung, die ein Hydramnion bewirkt, und als letaler Faktor eine Lungenhypoplasie. Die Ursache der fetalen Akinesie ist noch ungeklärt, und die familiäre Häufung weist auf ein autosomal-rezessives Geschehen hin. Aufgrund der Heterogenität der in der Literatur beschriebenen Fälle wurde vorgeschlagen, nicht vom Pena-Shokeir-Syndrom sondern von der fetalen Akinesie-Sequenz oder vom Pena-Shokeir-Phenotyp zu sprechen.

In den meisten der beschriebenen Fälle mußte in Unkenntnis des letalen Ausganges eine Schnittentbindung durchgeführt werden. Dies kann durch eine frühe pränatale Diagnose verhindert werden, die meist bereits in der 18.–20. SSW möglich wäre. Bedingung zur Früherkennung ist die sorgfältige Beachtung der fetalen Bewegungsmuster, da sich die Akinesie als erstes Symptom des sich ausbildenden Krankheitsbildes darstellt.

13. Prostin E_2-Ovula: Die „natürliche" Geburtseinleitung?

D. Schaetti, W. Hugentobler, R. Gaudenz. Gynäkologisch-Geburtshilfliche Klinik, Kantonsspital, Liestal

Nach den vielen positiven, publizierten Erfahrungen mit Prostin E_2-Ovula entschlossen wir uns, an unserer Klinik alle Einlingsgeburten in Kopflage, welche eingeleitet werden mußten, mit Prostin E_2-Ovula zu behandeln. Als Vergleich wurden die entsprechenden Einleitungen des Vorjahres herangezogen.

Die Geburtseinleitung wurde bei Patientinnen mit folgender Situation durchgeführt: Elektive Geburtseinleitung in Terminnähe ($> 37.$ Schwangerschaftswoche, $\leq T + 14$), Übertragung ($T > + 14$), vorzeitiger Blasensprung, suspekter Oxytocin-Belastungstest, fetale Retardierung und Präeklampsie.

Während bei praktisch gleichbleibender Geburtenzahl von ca. 650 Geburten mit dem Prostin 99 Patientinnen eingeleitet wurden, waren es im Vorjahr 72 Patientinnen. Statistisch unterscheidet sich das Kollektiv in keiner Gruppe. In 86 von 99 Fällen konnte eine vaginale Geburt allein mit Prostaglandin erreicht werden. 4 weitere Fälle wurden mit Syntocinon erfolgreich eingeleitet. In 9 Fällen mußte eine sekundäre Sectio caesarea durchgeführt werden. Bei den Syntocinoneinleitungen konnte in 59 von 72 Fällen erfolgreich eingeleitet werden, 13mal war eine sekundäre Sectio caesarea notwendig. Es zeigt sich eindeutig eine Tendenz zugunsten einer tieferen Sectiofrequenz, allerdings ohne statistische Signifikanz.

Es wird im Referat auf die „natürliche Geburtseinleitung" hingewiesen. Bei sorgfältiger CTG-Kontrolle und entsprechend kontrollierter, mehrfacher Prostaglandin-Applikation sind Hyperstimulationen fast ausgeschlossen, bei Bedarf lassen sie sich auf jeden Fall mit Betamimetika therapieren. Die Akzeptanz von Patientin und Personal ist sehr hoch. In der Zwischenzeit haben wir nach diesen positiven Erfahrungen keine Syntocinoneinleitungen mehr vorgenommen.

Freie Vorträge II/Communications libres II

Périnatologie/Obstétrique

14. Routinemäßige Messung des größten Fruchtwasserdepots im 3. Schwangerschaftstrimenon: Prognostische Bedeutung?

A. Haenel[1], C. Fässli[2], U. Herrmann[1]. [1]Geb.-gyn. Klinik Spital, Grenchen, [2]Universitäts-Frauenklinik Bern

Abnormitäten der Fruchtwassermenge gelten seit langem als möglicher Hinweis für eine gestörte Gravidität. Verschiedene Methoden der semiquantitativen Bestimmung der Fruchtwassermenge durch Ultraschall wurden in den letzten Jahren evaluiert: Totales intrauterines Volumen nach Gohari et al., 4-Quadranten-Maß nach Phelan et al. und das maximale vertikale Depot nach Manning et al. Die zuletzt genannte Methode bietet den Vorteil der raschen Durchführbarkeit. In der vorliegenden Arbeit wurden methodische Aspekte der Messung des maximalen vertikalen Fruchtwasserdepots, wie Präzision und Reproduzierbarkeit, untersucht. Ferner wurde geprüft, ob eine Verminderung der Fruchtwassermenge, definiert als maximales vertikales Depot von unter 30 mm im 3. Trimenon, eine prognostische Bedeutung bezüglich dem perinatalen Verlauf hat.

Methodik und Ergebnisse: Die prospektive Studie umfaßte 577 Schwangere (26. bis 42 SSW) von zwei Frauenkliniken (Risiko- und Nichtrisikograviditäten). Das größte Fruchtwasserdepot wurde vertikal gemessen. Bei einem Depot unter 30 mm galt die Fruchtwassermenge als vermindert. Die Beurteilungskriterien für den perinatalen Verlauf umfaßten: 5-Minuten Apgar-Score unter 7 und/oder Nabelart. – pH unter 7,15, Geburtsgewicht unter der 10er Perzentile, Atemnotsyndrom, Hirnblutung, generalisierte Infekte und die perinatale Mortalität.

Für die statistischen Berechnungen wurde der Chi-Quadrat-Test verwendet. Die Präzision der Methode, geprüft durch 12 serielle Untersuchungen durch einen Untersucher bei einer Gravida, zeigte einen Variationskoeffizienten von 7,1% ($\bar{x}$ 44,2 mm, SD 3,1). Die Interobservervariation betrug 18. Bei Graviditäten mit einem Fruchtwasserdepot unter 30 mm, verglichen mit Graviditäten mit einem Fruchtwasserdepot > 30 mm, waren peripartale Warnzeichen, Wachstumsretardierungen, neonatale Komplikationen und die perinatale Mortalität signifikant erhöht ($P < 0,01$). Dies galt auch für die isolierte Betrachtung der Nichtrisikograviditäten ($P < 0,05$).

Schlußfolgerung: Die sonographische Messung des maximalen vertikalen Fruchtwasserdepots ist einfach, wenig zeitintensiv und gut reproduzierbar. Bei einem vertikalen Depot unter 30 mm sollten folgende Fragen beantwortet werden: Intrauterine Wachstumsretardierung? Urogenitale Fehlbildung? Intrauterine chronische Hypoxie?. Entsprechend der Differentialdiagnose gestaltet sich die weitere Abklärung: Erweiterte Ultraschallbiometrie, biophysikalisches Profil incl. Kardiotokographie und eventuell Doppler-Sonographie. Der prädiktive Wert einer erniedrigten Fruchtwassermenge (vertikales Depot unter 30 mm) wird zur Zeit an einem größeren Kollektiv von Nichtrisikograviditäten geprüft. Es wird sich zeigen, ob dieser Parameter generell bei jeder Ultraschallkontrolle im 3. Trimenon gemessen werden sollte.

15. Gestationsdiabetes: Gefahren frühzeitig erkennen

W. Hugentobler, D. Schaetti, R. Gaudenz, Ch. Gschwind. Geburtshilflich-Gynäkologische Abteilung, Männedorf/ZH

Der Gestationsdiabetes (GDM) ist definiert als Kohlehydratintoleranz unterschiedlichen Grades, welcher erstmals in der laufenden Schwangerschaft diagnostiziert wird. Der Terminus GDM ist gleichbedeutend mit *Risikoschwangerschaft,* beinhaltet sowohl ein erhöhtes mütterliches als auch kindliches Risiko und bedarf somit einer speziellen Überwachung. Aufgrund aktueller Literaturrecherchen und eigener Erfahrungen werden neue diagnostische Richtlinien vorgestellt, wobei der *fetalen Insulinbestimmung* (Fruchtwasser/Fetalblut) ein spezieller Stellenwert eingeräumt wird.

Das spezifische Syndrom der *Diabetischen Fetopathie* ist nach heutiger Auffassung das direkte Resultat bzw. die Folge eines fetalen Hyperinsulinismus mit all seinen pathophysiologischen Konsequenzen. Aus diesem Grunde sollte bei nachgewiesenem fetalen Hyperinsulinismus (idealer Zeitpunkt: 28.–32. SSW) die Indikation zur *Insulintherapie* großzügig gestellt werden.

16. Magnesium et Gestose

J. Seydoux, E. Girardin, L. Paunier, F. Beguin. Maternité Hôpital cantonal universitaire Genève

Depuis quelques années, différents auteurs pensent que la femme enceinte souffrant de gestose, souffre d'un déficit en magnésium, déficit responsable du développement de la gestose.

But du travail

- Etude longitudinale avec mesure de la concentration sérique et intra-lymphocytaire du magnésium chez un groupe de femmes enceintes avec une grossesse d'évolution normale. Il y a une diminution significative (P inf à 0,01) de la concentration du magnésium intra-lymphocytaire de la 6ème à la 20ème semaine de grossesse; puis de la 20ème à la 40ème semaine de grossesse le magnésium intra-lymphocytaire reste stable. Il y a une diminution graduelle de la concentration sérique de magnésium durant toute la grossesse.
- Dans la seconde partie du travail, nous avons comparé dans le troisième trimestre de la grossesse, un groupe de 22 patientes à un groupe de 11 patientes souffrant d'une hypertension de la grossesse et un autre groupe de 11 patientes souffrant d'une pré-éclampsie. Dans les 3 groupes, la concentration intra-lymphocytaire de magnésium est tout à fait identique:
  - *groupe contrôle:* est égal à 57 ng/mg de protéine,
  - *groupe hypertension de grossesse:* 59,89 ng/mg de protéine,
  - *groupe pré-éclampsie:* 59,96 ng/mg de protéine.
  Concentration sérique de magnésium:
  - *groupe contrôle:* 0,70 mmoles/l,
  - *groupe hypertension de grossesse:* 0,68 mmoles/l,
  - *groupe pré-éclampsie:* 0,78 mmoles/l.
  Il y a donc dans le groupe pré-éclampsie un taux sérique de magnésium statistiquement supérieur au groupe contrôle et au groupe hypertension ($P = 0,005$). Cette différence s'explique probablement par l'hémoconcentration.

Conclusion

Nos mesures montrent que la femme souffrant de gestose ne présente pas de déficit en magnésium. Il n'existe aucune preuve permettant d'affirmer que le magnésium en particulier son déficit joue un rôle dans l'étiologie de la gestose.

17. Einsatz von Low-molecular-weight-Heparin in der Thromboembolieprophylaxe im Wochenbett – Erste Resultate einer laufenden Erfahrungsstudie an der Frauenklinik des Kantonsspitals Winterthur

O. R. Köchli, J. Benz. Frauenklinik Winterthur, Kantonsspital

Ziel der Arbeit

Das Ziel langfristig besteht darin, die Antikoagulation der Wöchnerinnen bzw. die Prophylaxe mit Liquemin 2 × 5000 IE durch die prophylaktische Einmalgabe von Low-molecular-weight-Heparin im Wochenbett zu ersetzen.

Resultate

Es werden erste Resultate der laufenden Erfahrungsstudie aufgezeigt. Untersucht werden u. a. thromboembolische Komplikationen, Verträglichkeit, Allergien, Blutungen, Epi-Hämatome, Interferenz des Gerinnungssystems des Neugeborenen, allfällige klinisch manifeste Blutungen beim Neugeborenen, Muttermilchübertritt.

Schlußfolgerungen

Vor allem wegen der langen Halbwertszeit der Low-molecular-weight-Heparine und der damit verbundenen möglichen Einmalgabe pro Tag, erscheint uns die Thromboembolie-prophylaxe im Wochenbett mit LMW-Heparin, bei mind. nicht schlechterem thromboem-bolischem Schutz, u. a. wegen ihrer guten Praktikabilität als zukunftsweisend.

18. Die antibiotische Prophylaxe bei Kaiserschnitt: Ceftriaxon versus Cefoxitin

U. von Mandach, R. Huch, A. Huch. Klinik und Poliklinik für Geburtshilfe, Universitäts-spital Zürich

In den Jahren 1984–1987 wurde mit einer randomisierten, klinisch kontrollierten Studie die Wirkung von 2 Cephalosporinen zur perioperativen antibiotischen Prophylaxe bei Kaiserschnitt verglichen. 331 Patientinnen erhielten intraoperativ Ceftriaxon (Roce-phin[R]) in einer einmaligen Dosis von 1 g und 335 Patientinnen wurde Cefoxitin (Mefoxitin[R]) in 3 Dosen von je 1 g intra- bzw. postoperativ verabreicht. In einer Zwischenauswertung wurde die postoperative Morbidität beurteilt: 9 von 75 Patientinnen (= 12%) mit Ceftriaxon und 10 von 76 Patientinnen (= 13,2%) mit Cefoxitin hatten postoperative Komplikationen im Sinne von Harnweginfekten, Wundinfekten, Endome-tritis und/oder Status febrilis ($\geq 38°$C an 2 aufeinanderfolgenden Tagen).

Im April 1989 wird die Auswertung das ganze Kollektiv einbeziehen. Es soll beurteilt werden, ob sich die in beiden Medikamentengruppen vergleichbare Komplikationsrate auch bei einer größeren Fallzahl bestätigt. Zusätzlich soll ein Schwerpunkt auf die Zusammenstellung der im Urin und im Wundsekret nachgewiesenen Keime gesetzt werden.

19. Betreuung der Eltern, die einen IUFT oder perinatalen Kindstod erlebt haben

N. Deslex, K. Gerber, J. Bitzer, S. Heinzl. Universitäts-Frauenklinik Basel

Ausgehend von ungünstigen perinatalen Ergebnissen (intrauterinem Fruchttod, neonatalem Exitus und schwerer Mißbildung) wird die unterstützende Begleitung der betroffenen Eltern behandelt. Erfahrungsgemäß begegnet das Spitalpersonal den verzweifelten Eltern häufig hilflos. Anhand der Literatur und begrenzter eigener Erfahrungen wird die normale Trauerarbeit der Eltern skizziert und Vorschläge zu deren Unterstützung gemacht.

20. Vorschläge zur Betreuung der Eltern, die einen IUFT, einen Schwangerschaftsabbruch bei nicht lebensfähigem Kind oder einen Kindstod kurz nach der Geburt erlebt haben

K. Gerber, N. Deslex, J. Bitzer, R. Gaudenz. Gynäkologische Klinik, Kantonsspital Liestal

Bei einem IUFT, einem SS-Abbruch bei nicht lebensfähigem Kind oder bei dem Tod des Kindes kurz nach der Geburt fällt der Beginn des Lebens und der Tod auf ein Ereignis zusammen. Dies macht das Erleben des Todes für alle Beteiligten (Eltern, Geburtshelfer(in), Hebammen und Krankenschwestern) so traumatisch. Daraus resultiert viel Abwehr und Verdrängung, vor allem beim Personal im Spital.

An unserer Klinik haben wir nun versucht, dieses Verhalten in der Begegnung mit dem Tod von ungeborenen oder gerade erst geborenen Kindern durch ein verändertes verständnisvolleres Handeln und Betreuen der betroffenen Eltern zu ersetzen. Dabei war es unser Ziel, so den Eltern die Verarbeitung dieses Erlebnis ein wenig zu erleichtern und für die nötige Trauerarbeit bereits in der Klinik angemessene Voraussetzungen zu schaffen.

Es werden unsere Veränderungsvorschläge zur Begleitung der betroffenen Eltern und unsere daraus resultierenden Erfahrungen dargestellt.

Das Echo auf unsere neuen Angebote seitens der betroffenen Eltern durchwegs positiv.

21. Algodystrophie in der Schwangerschaft

M. Ammann, F. Häfelin. Spital Limmattal, Gyn. Gebhilfl. Abt., Schlieren

Wir berichten über eine 35jährige I-Para, die im letzten Trimenon über zunehmende Hüftschmerzen links klagt.

Die ausgedehnten Abklärungen im Wochenbett ergaben eine Algodystrophie der linken unteren Extremität.

Wir möchten unseren Fall darstellen und zusammen mit einer Literaturübersicht auf dieses Krankheitsbild, welches im letzten Trimenon nicht selten vorkommt, hinweisen.

22. Pseudotumor cerebri in graviditate

R. Zeller, J. Benz. Frauenklinik Kantonsspital Winterthur

Ziel dieser Arbeit wird es sein, eine Antwort zu geben auf den Vorschlag in „Geburtshilfe und Gynäkologie" dem Standardwerk von Kaeser et al., den Begriff Pseudotumor cerebri aus dem diagnostischen Vokabular verschwinden zu lassen.

Berichtet wird über den Krankheitsverlauf von zwei jungen Patientinnen mit der Diagnose Pseudotumor cerebri in graviditate.

Aufgrund der aktuellen Literaturübersicht wird dieses Krankheitsbild mit seinen diagnostischen und therapeutischen Möglichkeiten kurz vorgestellt.

23. Cervixabstriche in der Schwangerschaft – eine Vergleichsstudie

P. U. Gnos, K. N. von Rechenberg, E. Saurenmann. Frauenklinik Kantonsspital, Luzern

In einer Zeitspanne von 15 Monaten (1. 10. 1987–31. 12. 1988) wurde eine Cervixabstrichvergleichsstudie durchgeführt bei einem Kollektiv von 50 Schwangeren, welche vor Abschluß der 37. SSW wegen vorzeitigem Blasensprung und/oder wegen vorzeitigen Wehen hospitalisiert werden mußten, und einem solchen von ambulant bis zum Geburtstermin kontrollierten Schwangeren. Es wurden stets 2 Abstrichentnahmen (allgemeine Bakteriologie und Chlamydien) aus der Cervix vorgenommen. In der ersten Gruppe wurden deutlich häufiger Erreger nachgewiesen. Entsprechend den Untersuchungsergebnissen werden Schlüsse gezogen.

24. Akupunkturtherapie zur Laktationsförderung im Wochenbett – erste Erfahrungen

W. Keller. Universitätsfrauenklinik Basel

In China wird die Akupunkturtherapie seit Jahrtausenden zur Laktationsförderung im Wochenbett eingesetzt. An der Universitätsfrauenklinik Basel wurden seit August 1988

22 Patientinnen, die im Wochenbett zu wenig eigene Milch hatten, zwischen dem 4. und 11. postpartalen Tag 1–3mal akupunktiert.

15 Patientinnen (68%) konnten nachher voll stillen oder zeigten eine deutliche Steigerung der Laktation, 7 Patientinnen zeigten keine Besserung der Laktation. Nebenwirkungen traten keine auf. Die Akzeptanz der Methode bei den Patientinnen wie auch beim Pflegepersonal war gut.

Es ist vorgesehen, diese ersten positiven Resultate an einem größeren Kollektiv mit Kontrollgruppe zu überprüfen.

25. Seltene Ursache einer „Miniepidemie" im Wochenbett

W. Gattlen, R. Frei, N. Pavic, S. Heinzl. Universitätsfrauenklinik Basel

An der Universitätsfrauenklinik Basel traten bei drei Wöchnerinnen Fieber mit Exanthem auf. Es wird berichtet, wie die heute ungewöhnliche Diagnose gestellt und wie die Situation gemanagt wurde.

Die Differentialdiagnose gegenüber ähnlichen Krankheitsbildern wird kurz diskutiert.

Freie Vorträge III/Communications libres III

Fertilität/Sterilität/Diverses

26. Influence du taux de progestérone en début de phase folliculaire sur les résultats de l'hyperstimulation ovarienne en vue de FIVETE par freinage hypophysaire avec analogue LH-RH et stimulation par HMG

O. Reymond, M. Germond, A. Senn, P. de Grandi. Département de Gynécologie-Obstétrique, CHUV, Lausanne

L'analyse de nos résultats, lors de traitement en vue de FIVETE associant un freinage hypophysaire par analogue LH-RH et une hyperstimulation ovarienne par HMG, a montré une importante variation des taux de progestérone (P) en début de phase folliculaire. La progestérone pouvant inhiber la maturation folliculaire, nous avons étudié l'influence du taux de P aux 2ème et 4ème jours du cycle sur le déroulement de l'hyperstimulation ovarienne, la récolte d'ovocytes, le taux de fécondation et le taux de grossesses.

Nous n'avons pas trouvé de différence entre le taux de P des patientes pour lesquelles le traitement a abouti au recueil d'ovocytes et celui des patientes pour lesquelles la stimulation a échoué.

Il n'est pas apparu de corrélation entre un taux croissant de P en début de phase folliculaire et le nombre de jours de stimulation, le nombre d'ovocytes recueillis ou le pourcent d'ovocytes fécondés.

En subdivisant le collectif des patientes pour lesquelles le traitement a abouti au recueil d'ovocytes en trois groupes ($P < 1$ nmol/l; $1 \leq P < 2$ nmol/l; $P \geq 2$ nmol/l), il apparaît une différence faiblamont significative entre le nombre d'ovocytes des groupes $P < 1$ nmol/l (4,8 ovocytes recueillis) et les deux autres groupes (6,7 et 6,2 ovocytes recueillis).

Le taux de P à j. 2 ou j. 4 n'a pas d'influence sur nor résultats en ce qui concerne le taux de fécondation, le taux de nidation ou le taux de grossesses.

Conclusion: L'analyse de nos résultats a montré qu'un taux élevé de P en début de phase folliculaire, dans le cadre d'un freinage hypophysaire pas les analogues LH-RH associés à une hyperstimulation ovarienne par HMG en vue de FIVETE, n'a aucun effet délétère tant sur le déroulement de l'hyperstimulation que sur les taux de fécondation, de nidation ou de grossesses.

27. Ovarielle Stimulation vor erfolgreichen IVF/ET

N. Pavić, M. Birkhäuser. Universitätsfrauenklinik Basel

Die Stimulationsbehandlung vor 18 extrakorporalen Befruchtungen, die in klinischen Schwangerschaften resultierten, werden analysiert. Speziell wird auf die Stimulations-methoden und das „monitoring" des Stimulationseffekts eingegangen. Unsere Erfahrungen werden mit denen einiger anderer Teams verglichen. Wege zur Optimierung der Vorbehandlung vor IVF/ET werden kurz erörtert.

28. Peut-on s'attendre à une évolution normale d'une grossesse survenue après traitement de stérilité?

S. Bonanomi, M. Germond, A. Senn, H. Welti, P. de Grandi. Unité de Stérilité/Dept. Gynécol.-Obstét., CHUV, Lausanne

Nous étudions l'évolution de 158 patientes enceintes, investiguées et traitées préalablement pour stérilité dans notre Unité. La grossesse d'env. 50% des patientes a été suivie à la Maternité du CHUV et la catamnèse des autres a été obtenue par un questionnaire adressé au médecin-traitant.

Le but de cette étude est d'evaluer le déroulement de la grossesse et de l'accouchement chez cer patientes par rapport à un groupe comparable n'ayant pas souffert d'hypofertilité.

Nos couples de patients sont répartis de la manière suivante:

Grossesse	Masculine	Stérilité Féminine	Mixte
Spontanée	10	23	7
TT endocrinien	2	15	1
IIU	5	6	10
FIV	6	43	10
IAD	20		

L'analyse finale des résultats se fera au 31.1.1989, en tenant compte de l'évolution des grossesses en cours.

Nous connaîtrons ainsi l'incidence des grossesses à évolution physiologique, en ayant étudié les caractéristiques de la grossesse, de l'accouchement et du nouveau-né.

29. Gynäkologische Mikrochirurgie: Indikationen und Resultate

W. Schneider, M. K. Hohl. Frauenklinik, Kantonsspital, CH Baden

Nach kurzer Darlegung der Indikationsbereiche der gynäkologischen Mikrochirurgie und der Auswertkriterien erfolgt eine Resultatanalyse von über 500 Patientinnen, die zwischen 1977 und 1988 operiert wurden. Über 400 Patientinnen mit tubarer Sterilität mit einem follow up von mehr als einem Jahr kamen zur Auswertung. Die günstigsten Ergebnisse werden bei den Refertilisationen nach Tubensterilisation mit einer Schwangerschaftsrate von 72% lebender Kinder erreicht, abhängig von Alter und Tubenlänge. Bei den postentzündlichen, tubaren Sterilitäten wegen einer mehr oder weniger ausgeprägten Zerstörung der histologischen Feinstrukturen widerspiegeln die Ergebnisse ziemlich exakt das Ausmaß des Tubenschadens. Die besten Resultate können bei proximalen Anastomosen mit 50% Schwangerschaftsraten mit lebenden Kindern erzielt werden, gefolgt von Patientinnen mit Adhäsiolyse (38%), Fimbrienplastik (35%) und Salpingostomien (21%). Bei einer Patientenbetreuung über mehrere Jahre (follow up bis 5 Jahre) werden noch Schwangerschaftsraten nach mehreren Jahren nach der Operation festgestellt. Interessante Aspekte zeigt die Analyse von Mehrfachschwangerschaften nach mikrochirurgischen Operationen (in 16–36% der schwangeren Patientinnen) auf.

Die Ergebnisse fallen im Vergleich zu anderen in Frage kommenden therapeutischen Alternativen (wie IVF) nach wie vor sehr günstig aus, insbesondere wenn man das Potential für Mehrfachschwangerschaften berücksichtigt.

30. Der proximale Tubenverschluß, histologische Befunde und klinische Relevanz

M. Häberle, M. Anabitarte, M. K. Hohl. Frauenklinik, Kantonsspital, CH-Baden

Einleitung

In 25–30% aller Fälle mit ungewollter Kinderlosigkeit findet sich ursächlich ein pathologischer tuboperitonealer Faktor. Hiervon macht der reine proximale Tubenverschluß in unserem Krankengut ca. 10% aus. Während die traditionelle Tubenimplantation durchaus enttäuschende Resultate ergab (0–15% Schwangerschaften) sind die Ergebnisse dank mikrochirurgischer Techniken deutlich verbessert worden. In diesem Zusammenhang gingen wir der Frage nach, ob eine Korrelation zwischen den histologischen Befunden und dem klinischen outcome besteht.

Methodik

Ausgewertet wurden alle Patientinnen mit einer reinen proximalen Stenose, d. h. mit alleinigem bilateralen Verschluß oder mit einseitigem Verschluß bei Fehlen oder nicht operiertem Doppelverschluß der kontralateralen Tube. Bei 40 konsekutiven Patientinnen wurden die proximalen Resektate in Serienquerschnitten lichtmikroskopisch untersucht mit der Frage nach der histologischen Diagnose, der Ausdehnung und der Entfernung im Gesunden.

Ergebnisse

Postentzündliche Verschlüsse stellten mit fast 50% die größte Gruppe der proximalen Stenosen dar, gefolgt von der Salpingitis isthmica nodosa (SIN) mit fast 40%. Die restlichen 10% sind seltene Ursachen wie die Endosalpingiose, die Endometriose vom Typ der Kolonisation, die isthmische Aplasie und die Tuberkulose. Doppelpathologien sind nicht selten. Auf das gesamte Krankengut bezogen erzielten wir eine Terminschwangerschaft (TS) in 52%. Die Rate der Aborte und der Extrauteringraviditäten betragen je 9%. In der Gruppe mit postentzündlichem Verschluß unterscheidet sich die Schwangerschaftsrate je nachdem ob histologische Aktivitätszeichen (lymphogranulozytäre Infiltration) vorhanden sind oder nicht. In den Fällen ohne Aktivitätszeichen entsprechen die Ergebnisse denen der Refertilisation (80% TS), mit Aktivitätszeichen liegen die Zahlen weit darunter. In der Gruppe der SIN zeigten sich Unterschiede je nach Ausmaß der Erkrankung. Bei wenig ausgeprägten Befunden mit Resektion von weniger als 2 cm wurden in 60% eine TS erzielt.

Schlußfolgerungen

Das Kriterium der histologischen Aktivität ist bei postentzündlichen uterusnahen Verschlüssen ein wichtiger prognostischer Faktor. Bei der SIN stellt das Ausmaß der Erkrankung den entscheidenden prognostischen Faktor dar. Keine Unterschiede zeigten sich bei doppelseitiger gegenüber einseitiger Pathologie.

31. Fertilität und Turner-Mosaik-Syndrom

L. Meyer, M. Birkhäuser, E. Bühler, N. Pavic. Frauenspital Basel

Wir stellen 6 Fälle vor, bei denen im Rahmen der Sterilitätsabklärung ein Turner-Mosaik-Syndrom festgestellt wurde. Die Indikationen zur Karyotypisierung waren 3mal langjährige Sterilität, 2mal habituelle Aborte und einmal unexplained infertility. Bei 3 von 6 Patientinnen kam es im weiteren Verlauf zu spontanen Schwangerschaften, die in der Geburt eines normalen Kindes endeten.

Beim Literaturstudium fanden wir 10 fertile Patientinnen mit reinem Turner-Syndrom, diese erlebten gesamthaft 17 Schwangerschaften, des weiteren fanden wir 46 Fälle mit Mosaik-Turner-Syndrom mit gesamt 99 Schwangerschaften. Bei 48% kam es zu einem Abort, bei den Lebendgeburten waren 27% abnormal, nur 40% der Schwangerschaften führten somit zur Geburt eines gesunden Kindes. Bei der Schwangerschaft einer Turner-Patientin empfehlen wir eine pränatale Diagnostik.

Zur frühen Diagnostik einer Gonadendysgenesie empfehlen wir eine zytogenetische Abklärung bei primärer Amenorrhoe, bei Pubertas tardas unklarer Aetiologie und bei Mädchen mit Zyklusstörungen und verdächtigen Stigmatas. In der Sterilitätssprechstunde empfehlen wir eine zytogenetische Diagnostik bei habituellen Aborten, unexplained infertility und bei fehlender Fertilisierung guter Eizellen bei guter Spermaqualität (IVF).

32. Etude rétrospective des résultats de 2 ans d'insémination artificielle intra-fundique utilisant du sperme homologue «lavé»

M. H. Allemann, M. Germond. Département Gynécologie-Obstétrique, CHUV, Lausanne

Les résultats de ce type de traitement disponibles dans la littérature varient en fonction de la multiplicité des paramètres qualifiant les groupes étudiés.

Notre étude porte sur 117 couples qui présentent une indication cervicale, masculine, immunologique à ce type de traitement. 35 cas de stérilité idiopathique bénéficient également de ce mode thérapeutique.

Les critères d'inclusion dans cette étude, le mode de préparation du sperme et le moment de l'insémination rendent ces groupes comparables.

Le résultats suivants sont obtenus:

Indication	Nb cas	Pourcentage de grossesses
Cervicale	18	56%
Masculine	44	18,2%
Immunologique	15	20,4%
Idiopathique	35	11,4%
Multifactorielle	5	0%

Ces résultats sont discutés et notre attitude thérapeutique en fonction de l'indication est proposée.

33. α_1-acid Glykoprotein, α_2HS- und Znα_2-Glykoprotein in der menschlichen Samenflüssigkeit

W. Bürgi, S. Simonen, S. Baudner, K. Schmid. Zentrallaboratorium, Kantonsspital Aarau

Die kleinmolekularen Plasmaglykoproteine α_1-acid Glykoprotein (AAG), α_2HS-Glykoprotein (α_2HS) und Znα_2-Glykoprotein (Znα_2) sowie Albumin wurden in 261 Ejakulaten mittels radialer Immunodiffusion bestimmt. AAG war in ca. 20% der Ejakulate in Konzentrationen zwischen 2 und 120 mg/100 ml nachweisbar, alle anderen Samenproben enthielten kein immunoreaktives AAG. α_2HS konnte in keinem Ejakulat gefunden werden. Die Konzentration von Znα_2 betrug 31,4 ± 12,3 mg/100 ml ($\bar{X}$ ± s). Dieser Mittelwert liegt 5fach über demjenigen von Serum. Zwischen den Samenproben vasektomierter ($n = 129$) und nichtvasektomierter ($n = 132$) Männer bestand im Znα_2-Gehalt ein geringer, nicht signifikanter Unterschied. Die mittlere Albuminkonzentration lag in den Proben Nichtvasektomierter bei 70,8 mg/100 ml, in den Ejakulaten Vasektomierter bei 45,4 mg/100 ml. Diese Differenz ist hoch signifikant.

Die Ergebnisse weisen darauf hin, daß AAG unter bestimmten, bis heute nicht bekannten, Voraussetzungen in der Samenflüssigkeit vorkommen kann. α_2HS wird offenbar selektiv am Übertritt vom Intravasalraum in die Samenflüssigkeit gehindert. Die Ergebnisse zeigen ferner, daß Znα_2 in der Samenflüssigkeit angereichert wird. Wird die 100fache Verdünnung, die Albumin beim Übertritt vom Blut in die ableitenden Samenwege erfährt, mit berücksichtigt, so bedeutet die 5fach höhere Znα_2-Konzentration in den Ejakulaten eine 500fache Anreicherung dieses Proteins gegenüber Serum. Es ist wahrscheinlich, daß diese Anreicherung auf die Synthese von Znα_2 in der Prostata zurückgeführt werden kann. Diese Annahme wird durch den immuno-chemischen Nachweis von Znα_2 in den Epithelzellen der Prostata gestützt. Wieweit dieser hohe Znα_2-Gehalt in der Samenflüssigkeit für die Funktion des Samens von Bedeutung ist, ist den Ergebnissen weiterer Untersuchungen vorbehalten. Die signifikant niedrigere Albuminkonzentration in den Ejakulaten Vasektomierter gegenüber Nichtvasektomierter deutet darauf hin, daß der Albuminanteil aus den Hoden und Nebenhoden ungefähr die Hälfte des gesamten Albumingehaltes ausmacht.

34. Periphere Statistikdatenerfassung und Plausibilitätskontrolle

J. Ch. Rageth, G. Karrer, P. Semle, E. Hochuli. Universitätsfrauenklinik Zürich

Nachdem bisher in der gesamtschweizerischen Arbeitsgemeinschaft der Frauenkliniken über 300 000 Fälle (Hospitalisationen) mittels Fragebogen erfaßt und in der Computerzentrale statistisch ausgewertet wurden, zeichnet sich eine zukünftige Verlagerung der direkten elektronischen Datenerfassung in die einzelnen Kliniken ab.

Der Grund dafür kann in folgenden Gegebenheiten gesehen werden:
– Bedürfnis der Kliniken, rascher („on line") die eigenen Daten im Überblick präsent zu haben,
– zunehmende Hard- und Softwaremöglichkeiten mit zunehmender Verfügbarkeit von PC's an den verschiedenen Kliniken.

Das seit 1987 an der UFK Zürich eingesetzte Softwarepaket („ADJUMED") wurde mit dem Fragenkatalog der Arbeitsgemeinschaft bestückt. So ist im Rahmen der übrigen Datenerfassung (z. B. im Operationssaal für den Operationsbericht) eine gleichzeitige

Datenerhebung für die Statistik der Arbeitsgemeinschaft möglich. Die eingegebenen Codes werden auf Diskette abgelegt.

Ein separates Plausibilitätskontrollprogramm, welches durch Dr. W. K. Marti, Münsterlingen, geschrieben wurde, ermöglicht die Prüfung der statistischen Daten, welche sich auf der Diskette befinden auf deren Konsistenz.

Nach der Plausibilitätsprüfung wird anstelle der Fragebögen eine Diskette ins Auswertungszentrum in Münsterlingen/Altnau gesandt.

Abgesehen von gewissen, nicht zu vernachlässigenden negativen Aspekten wie der zunehmenden administrativen Belastung der Assistenz- und Oberärzte, versprechen uns von der Verlagerung von Datenerhebung und Plausibilitätskontrolle in die peripheren Kliniken eine Steigerung der Datenkonsistenz und damit eine mögliche Hebung der Qualität dieser gesamtschweizerischen Datenbank. Zusätzlich könnten dank diesen neuen Möglichkeiten mehr Kliniken dazu motiviert werden, an dieser, für unser Fach wichtigen Datenerhebung teilzunehmen.

35. Sexualstörungen, psychoneurotische und psychosomatische Symptome im Rahmen der Familienplanung

J. Bitzer, I. Hösli, B. Hollinger. Universitätsfrauenklinik Basel

Der ärztliche Auftrag der Familienplanung besteht darin, Paaren zu helfen, die gewünschte Kinderzahl zum gewünschten Zeitpunkt unter Erhaltung der Gesundheit der Einzelnen sowie der ganzen Familie zu erreichen. Dies geschieht zum einen durch das Angebot und die fachkundige Überwachung der verschiedenen kontrazeptiven Methoden und zum anderen durch die Beratung, Information und Kommunikation zwischen Arzt und Patienten. Dabei trifft der behandelnde Arzt immer wieder auf Fehlverhalten, mangelnde Compliance, Störungen im Bereich der Sexualität und Partnerschaft, körperlich, funktionelle Störungen, die bei allen angebotenen Verhütungsmethoden auftreten und die kontrazeptive Betreuung erheblich erschweren.

Wir haben in unserer Studie bei 1000 Patientinnen der Fam. Planungssprechstunde der Unifrauenklinik Basel die Häufigkeit, Verteilung und Kombination dieser patientenspezifischen Störungen untersucht. Dabei fanden wir bei 30% erhebliche Complianceprobleme bei allen gebräuchlichen Verhütungsmethoden, knapp 30% klagten über Sexual- und Partnerschaftsstörungen und bei mehr als 50% fanden sich immer wieder auftretende, methodenunabhängige funktionelle Körpersymptome ohne pathologischen organischen Befund, bei jeweils 25% überwiegend psychoendokrinologischer bzw. psychovegetativer Natur.

Bei genauer Analyse der verschiedenen somatischen, endokrinen und psychosozialen Befunde lassen sich dabei im gesamten Kollektiv 5 Hauptgruppen unterscheiden, die einer differenzierten Diagnostik und Therapie im Rahmen der Familienplanungsarbeit bedürfen. Diese Gruppen werden mit den entsprechenden Behandlungskonzepten vorgestellt. Durch eine solche patientenorientierte Differenzierung soll die Zahl der ungewollten Schwangerschaften gesenkt und die Akzeptanz der Kontrazeptiven Methoden erhöht werden.

36. Klinische Wirksamkeit von Augmentin bei laparoskopisch bestätigter Salpingitis

J. Obwegeser, J. Kunz, J. Wüst, G. Schär, R. Steiner. Frauenklinik Kantonsspital St. Gallen, Arbeit aus der Frauenklinik Universitätsspital Zürich

Mit dem Ziel, Wirksamkeit und Verträglichkeit von Augmentin bei der Behandlung der laparoskopisch bestätigten Salpingitis zu untersuchen, wurden 102 hospitalisierte Patientinnen mit parenteralem Augmentin (4 × tägl. 1,2 g während 3 Tagen) und anschließend mit oralem Augmentin (3 × tägl. 2 Tabletten zu 625 mg während 6 Tagen) behandelt.

Bakteriologische Proben wurden aus dem Cervixkanal und dem Douglas'schen Raum entnommen. Bei 68 (66,7%) der Patientinnen wurden positive Kulturen gefunden. Die folgenden Keime wurden am häufigsten isoliert: Beta-hämolytische Streptokokken Gruppe B (23 Isolate), coagulasenegative Staphylokokken (22), N. gonorrhoeae (14), Chlamydien (9).

Der klinische Erfolg wurde anhand verschiedener Variablen, darunter ein Schmerzscore, beurteilt. 100 Patientinnen waren in Bezug auf den klinischen Erfolg auswertbar. Bei 95 (95,0%) Patientinnen war Augmentin allein wirksam. 3 weitere Patientinnen wurden unter Augmentin deutlich gebessert, doch wurde ein zusätzliches Antibiotikum verordnet. Die restlichen beiden Fälle waren Mißerfolge. Bei der Nachkontrolle zwei Wochen nach der Entlassung waren 79 Patientinnen, welche mit Augmentin allein behandelt wurden, auswertbar. 76 (96,2%) von ihnen waren geheilt. 3 von ihnen hatten einen Rückfall (oder eine Re-Infektion). 23 Patientinnen konnten nicht beurteilt werden, weil sie entweder nicht zur Nachkontrolle erschienen oder weil sie mit einem zweiten Antibiotikum behandelt worden waren.

Als unerwünschte Wirkungen traten je ein Fall von „Drug-Fever", Exanthem und schwerer Diarrhoe auf. In allen drei Fällen wurde die Behandlung gestoppt. Gastrointestinale Reaktionen, hauptsächlich leichte Diarrhoe, wurden bei 31 Patientinnen beobachtet. Es wurden keine klinisch relevanten Veränderungen von hämatologischen oder klinisch-chemischen Variablen als Folge der Augmentinbehandlung festgestellt.

Augmentin erwies sich bei der untersuchten Patientengruppe als wirksame und sichere Behandlung der akuten Salpingitis.

37. Bestimmung von α_1-acid-Glykoprotein, α_2HS-Glykoprotein und Znα_2-Glykoprotein im menschlichen Nabelschnurblut und Vergleich mit Erwachsenenblut

T. Paly, W. Stoll, K. Schmid, S. Simonen, W. Bürgi. Frauenklinik und Zentrallaboratorium, Kantonsspital Aarau

Die kleinmolekularen Glykoproteine α_1-acid-Glykoprotein (AAG), α_2HS-Glykoprotein (α_2HS) und Znα_2-Glykoprotein (Znα_2) sind aus normalem menschlichem Blutplasma isoliert, gereinigt, charakterisiert und strukturell aufgeklärt worden. In andern Körperflüssigkeiten ist ihr Vorkommen unterschiedlich. AAG wurde im Liquor, Urin und in Gelenkflüssigkeit nachgewiesen, Znα_2 konnte in der Samenflüssigkeit und im Inhalt von Brustzysten gefunden werden, währenddem α_2HS offenbar in der Knochenmatrix angereichert ist. Die biologische Bedeutung dieser drei Glykoproteine ist noch weitgehend unbekannt. Unklarheiten bestehen auch bezüglich Ort der Biosynthese und des Abbaus, wiewohl AAG nach Verlust der endständigen Sialinsäure über das hepatische Bindungs-protein in die Leberzelle eingeschleust wird.

Als Grundlage für Studien über die biologische Rolle der drei Glykoproteine in der Neugeborenenperiode wurden in der vorliegenden Arbeit AAG, α_2HS und $Zn\alpha_2$ im Nabelschnurblutplasma von 771 Neugeborenen mittels radialer Immunodiffusion bestimmt. Es wurden die folgenden Konzentrationen ermittelt ($\bar{X} \pm s$): AAG 23,3 $\pm$ 11,2 mg/100 ml; α_2HS 83,6 $\pm$ 16,7 mg/100 ml; $Zn\alpha_2$ 3,0 $\pm$ 0,7 mg/100 ml. Diese Werte unterscheiden sich nicht signifikant von denjenigen, welche von venösem Blutplasma eines begrenzten Patientenkollektivs aus der Neugeborenenperiode ermittelt wurden. Im venösen Blutserum gesunder Erwachsenen betragen die durchschnittlichen Konzentratio-nen der drei Glykoproteine 70,7 mg/100 ml (AAG); 59,5 mg/100 ml (α_2HS) und 6,0 mg/100 ml ($Zn\alpha_2$). Die Unterschiede zum Nabelschnurblut sind für alle drei Proteine hoch signifikant. In keiner der untersuchten Proben konnte ein Fehlen eines der drei Proteine nachgewiesen werden.

Die bisherige Analyse der höchsten und tiefsten Werte ergab keine Anhaltspunkte für charakteristische pathobiochemische Muster. Die Ergebnisse der Studie zeigen, daß beim Neugeborenen die Konzentrationen von AAG und $Zn\alpha_2$ im Blutplasma signifikant tiefer als beim Erwachsenen liegen. Umgekehrt wurde beim Neugeborenen eine signifikant höhere Konzentration von α_2HS gemessen. Über die Bedeutung dieser Befunde vermag die vorliegende Studie keine Aufschlüsse zu geben. Um abzuklären, wieweit Reifungspro-zesse regulierend auf die Blutspiegel der drei Glykoproteine einwirken, sind weitere Untersuchungen einerseits über die Dauer der Neugeborenenperiode hinaus und anderer-seits bei sehr unreifen Frühgeborenen erforderlich.

Freie Vorträge IV/Communications libres IV

Onkologie/Gynäkologische Urologie

38. Primär doppelseitig infiltrativ wachsendes Mamma-Karzinom

R. A. Steiner, B. Überschlag, W. Wight, E. Hochuli. Universitätsfrauenklinik Zürich

Ein primär doppelseitig infiltrativ wachsendes Mamma-Karzinom wird selten festgestellt.

Im Krankengut der Universitätsfrauenklinik Zürich wurden in der Zeit von 1974–1988 insgesamt 1036 Mamma-Karzinome diagnostiziert. Davon handelte es sich in 24 Fällen (2,3%) um primär doppelseitige invasive Karzinome. Das Durchschnittsalter dieser Patientinnen betrug 62,3 ± 12,6 Jahre, 79% der Patientinnen waren in der Postmenopause. Die durchschnittliche Kontrollzeit betrug 39,8 ± 26,6 Monate (maximal 112, minimal 3 Monate).

Bei 15 Patientinnen war beidseits das Karzinom kleiner als 5 cm (< T3). Die Größenverteilung nach Seiten war ausgeglichen. In 10 Fällen waren einseitig histologisch Lymphknotenmetastasen festzustellen, in 2 Fällen beidseits, und in 6 Fällen waren die axillären Lymphknoten beidseits negativ. Bei den restlichen Patientinnen wurde kein Lymphknotenstatus erhoben. Lediglich bei einer Patientin waren primär Fernmetastasen bekannt.

Die primäre Therapie bestand in 19 Fällen aus einer Ablatio beidseits ± axillärer Lymphonodektomie, in 2 Fällen wurde eine brusterhaltende Therapie durchgeführt, und 3 Patientinnen konnten wegen des Allgemeinzustandes nicht erweitert operiert werden. Adjuvant wurden 8 Patientinnen chemotherapiert und 9 Patientinnen durch Radiotherapie, bzw. Nolvadex nachbehandelt.

10 Patientinnen (41,7%) entwickelten nach durchschnittlich 31,1 ± 27,3 Monaten Fernmetastasen und verstarben am Grundleiden nach durchschnittlich 44,4 ± 28,5 Monaten.

Von den 14 zur Zeit symptomfreien Patientinnen mußten 2 wegen eines Lokalrezidives nach 7, bzw. 52 Monaten, erneut operiert werden.

Die verstorbenen Patientinnen zeigten häufiger ein Tumorstadium T3 und mehr, häufiger beidseitig tumorpositive axilläre Lymphknoten und ebenso häufig eine Multizentrizität des Primärtumors einseitig oder beidseitig. Gesamthaft ergab sich in unserem Kollektiv nach durchschnittlich 3,3 Jahren eine Überlebensrate von 58,3%.

39. L'influence de l'adénopathie sus-claviculaire (N3) sur la survie du carcinome du sein

J. F. Delaloye, S. Orefice. Département de Gynécologie-Obstétrique, CHUV, Lausanne

De juin 1975 à juin 1985, 260 patientes présentant une adénopathie susclaviculaire (N3) d'un carcinome du sein ont été traitées à l'Istituto Nazionale dei Tumori (INT) de Milan (Italie). Le diagnostic de N3 fut synchrone à celui de la tumeur (T) dans 11,9% des cas. 111 patientes (42%) étaient préménopausiques; 46/111 subirent une ovariectomie bilatérale. Indépendemment du status ménopausique, 56 patientes furent traitées par radiothérapie locale seule, 30 par chimiothérapie seule (CMF ou CAF) et 35 par hormonothérapie seule

(Tamoxifen ou Acétate de médroxyprogestérone). 93 patientes furent soumises à une combinaison de ces différents traitements.

La médiane de survie est la même, quelle que soit la thérapie appliquée: 28 mois.

40. Das Vulvakarzinom an der Universitätsfrauenklinik Bern 1978–1987

A. Brandenberger, W. Hänggi, A. Gasser*, E. Dreher. Universitätsfrauenklinik Bern
* Klinisches Tumorregister, Inselspital Bern

Zwischen 1978 und 1987 behandelten wir 44 Fälle mit der primären Diagnose eines Vulvakarzinoms.

Histologisch überwogen mit 91% die Plattenepithelkarzinome, davon 50% verhornende. Die Differenzierung war in 45% mittel, in 32% hoch und in 24% niedrig. Im Stadium T1 waren in 27% LK befallen, bei Stadium T2 26% und T3 in 33%.

Das mediane Alter der Patientinnen betrug 69 Jahre (24 bis 91), die mittlere Beobachtungszeit 48 Monate. 15 Frauen verstarben bis Ende 1988 an ihrem Tumor (im Durchschnitt nach 25 Monaten), 6 Frauen starben an einer anderen Krankheit. Zwei Patientinnen wurden aus der Nachkontrolle verloren.

85% der Patientinnen waren zum Zeitpunkt der Diagnosestellung über 60 Jahre alt. Die größte Tumorhäufigkeit fand sind in der Altersgruppe von 71–80 Jahren. Zwei junge Patientinnen (24- und 29jährig), mit Tumorstadium T1 und T2, wurden mit Lasertumorektomie behandelt, um die entstellende radikale Vulvektomie zu verhindern. Eine Patientin ist seit 8 Jahren tumorfrei, die andere wurde wegen Lokalrezidiv inzwischen (auswärts) vulvektomiert.

Die bei uns angewendete radikale Vulvektomie, eine Modifikation der Pary-Jones Technik mit zusätzlicher inguinaler Umschneidungsfigur, wird im Bild vorgestellt; damit haben wir deutlich weniger Wundheilungsprobleme als früher mit der Technik nach Way.

Die Therapie in Abhängigkeit von Alter und Stadium wird gezeigt: radikal vulvektomiert wurde 13mal, nichtradikal operiert (Vulvectomia simplex, Tumorektomie mit oder ohne Laser, Laserevaporisation) 25mal, davon 11mal mit Nachbestrahlung. Viermal wurde nur bestrahlt, 2mal keine Therapie durchgeführt.

Die Fünfjahresüberlebensrate betrug beim Stadium T1 80%, bei T2 58% und T3 40%. Die einzige Patientin mit Stadium T4 überlebte 8 Monate.

Die Fünfjahresüberlebensrate ohne LK-Befall betrug 80%, mit LK-Befall 39%.

41. Neue Definition des Carcinoma colli, Stad. Ia: Erste Resultate über Diagnose, Therapie und Verlauf

R. A. Steiner, Y. Favre, F. Bannwart, E. Hochuli

Seit Juli 1987 existiert eine Stadieneinteilung des Kollumkarzinomes, die nun endlich das Stadium Ia genau definiert. Da diese Klassifikation von der FIGO, der UICC, sowie den nationalen TNM-Komitees akzeptiert ist, besteht die berechtigte Hoffnung, daß die neue Stadieneinteilung weltweit angewendet wird und somit die bisher kaum durchführbare Vergleichbarkeit der Daten über Diagnose, Therapie und Verlauf dieses Stadiums ermöglicht wird.

Um erste Resultate zu erhalten, haben wir retrospektiv die Frühstadien des Kollumkarzinomes im Krankengut der Universitätsfrauenklinik Zürich der Jahre 1971–1984 analysiert und dabei die erwähnte neue Definition des Stadiums I a angewendet ($< 7 \times 7 \times 5$ mm). Alle Diagnosen wurden im Konisat gestellt und die Präparate durch zwei Pathologen retrospektiv revidiert. Die durchschnittliche Beobachtungszeit betrug $8,2 \pm 3,7$ Jahre.

Insgesamt wurden in der erwähnten Zeitperiode 96 Zervixkarzinome des Stadiums I a diagnostiziert und therapiert (8,6% aller invasiver Kollumkarzinome). Das durchschnittliche Alter betrug $43,5 \pm 10,8$ Jahre. 43 Frauen waren regelmäßige Raucherinnen, 29 nahmen zur Antikonzeption Ovulationshemmer ein und nur 2 waren Spiralenträgerinnen. Die Durchschnittsparität betrug $1,6 \pm 1,1$, die Durchschnittsgravidität $2,0 \pm 1,4$ mit einer signifikanten Zunahme des Durchschnittsalters bei Diagnosestellung mit zunehmender Anzahl der Graviditäten. Nur 24 Patientinnen wiesen Symptome im Sinne von Blutungsstörungen auf. Überraschend ist die Tatsache, daß der Abstrich in knapp einem Drittel nur der Klasse III entsprach und lediglich 78% der Patientinnen einen pathologischen kolposkopischen Portiobefund aufwiesen. Davon konnte in 11% bereits in der Knips-Biopsie eine Invasion festgestellt werden. Die definitiven histologischen Untersuchungen zeigten in 22% ein Mikrokarzinom und in 78% eine beginnende Frühinvasion. Die Läsion lag in 31 Fällen intrazervikal und in 18 Fällen sowohl intra- wie extrazervikal. In den 16 durchgeführten, pelvinen Lymphonodektomien konnten keine Metastasen festgestellt werden, 5 Patientinnen zeigten Gefäßeinbrüche.

Die Therapie bestand in 72 Fällen aus einer abdominalen totalen Hysterektomie mit Scheidenmanschette ($\pm$ pelviner Lymphonodektomie), 17 Fällen aus einer vaginalen Hysterektomie mit Scheidenmanschette und in 3 Fällen aus einer Radiotherapie. Bei 4 jungen Patientinnen beschränkte man sich auf die Konisation. Die korr. Überlebensrate betrug 100%. Rezidive (4) sind nur aufgetreten, wenn das atypische Epithel operativ nicht in toto entfernt werden konnte.

42. Zur Problematik des Adenokarzinoms der Zervix

J. Ch. Rageth, E. Reinisch, V. Engeler, E. Hochuli. Universitätsfrauenklinik Zürich

Ausgehend von einem Fall eines spät metastasierenden Adenokarzinoms der Zervix bei einer 39jährigen Patientin wird die Problematik des Zervix-Adenokarzinoms erläutert.

1980 wurde uns eine damals 32jährige Patientin mit einem Adenokarzinom der Zervix Stadium II b zugewiesen. Nach der kombinierten Bestrahlung war der Verlauf 8 Jahre lang symptomfrei. 1988 wurde die Patientin erneut wegen Aszitesbildung zugewiesen. Bei der Revisionslaparotomie fanden sich in den Ovarien, dem Netz, sowie dem Peritoneum multiple, z.T. mehrere cm große Metastasen des Zervixkarzinoms. Die Aszitesbildung ist postoperativ unter palliativer Zytostatikatherapie mit Mitoxantron (Novantron®) rückläufig.

Das Adenokarzinom ist unter den Zervixkarzinomen mit ca. 10% vertreten und hat eine etwas schlechtere Prognose als das Plattenepithelkarzinom (Fünfjahresüberlebensraten: Stadium I: 67,2% vs. 76,3%, Stadium II: 45,1% vs. 54,7%, Stadium III: 21,2% vs. 30,3%, Stadium IV: 6,1% vs. 7,5%).

Es bestehen häufiger Ovarialmetastasen (in 12% beim Stadium I–III) als beim Plattenepithelkarzinom (sehr selten beim Stadium I–III).

An der UFK Zürich wurden in den Jahren 1972–1981 570 Fälle von Zervixkarzinom behandelt. 53 (9,3%) davon waren Adonokarzinome (eines davon mit gleichzeitigem Plattenepithelkarzinom). Die 53 Adenokarzinome verteilten sich wie folgt:

Stadium I a: $n = 2$
Stadium I b: $n = 26$
Stadium II a: $n = 5$
Stadium II b: $n = 7$
Stadium III: $n = 8$
Stadium IV: $n = 8$

___

Total   53

Die Fünfjahresüberlebensrate beträgt 22/53 (= 42%) wobei 5 (9%) Patientinnen an einem anderen Leiden verstorben sind.

Vom operativen Standpunkt aus ist zu bemerken, daß wegen der häufigen ovariellen Metastasierung im Falle einer Operation die Ovarektomie angestrebt werden sollte.

43. Diagnostik maligner Tumoren des Uterus durch die transabdominale Sonographie: eine Utopie?

W. Hänggi, P. Dürig, U. Herrmann. Universitätsfrauenklinik Bern

In der letzten Zeit häufen sich die Mitteilungen in der Literatur über die verbesserte Diagnosemöglichkeit der Uterustumoren durch die transabdominale Sonographie.

In einer prospektiven Studie haben wir an der Universitätsfrauenklinik Bern mit einer routinierten Ultraschallequipe untersucht, ob präoperative sonographische Befunde vernünftige Vermutungsdiagnosen einer malignen Uteruserkrankung erlauben.

Insgesamt wurden 200 nichtgravide Frauen vor einer geplanten Curettage oder einer Hysterektomie sonographisch untersucht. Die häufigste Indikation zur Operation waren dabei Blutungsanomalien (76%).

Bei der transabdominalen Ultraschalluntersuchung wurden folgende Parameter beurteilt: Uterusgröße, Endometriumdicke und Echogenität, Infiltration des Myometriums, Infiltration der Zervix oder der Parametrien, Adnexvergrößerung, Aszites, Hydronephrose. Die anschließende Beurteilung der Sonographie erfolgte in vier Klassen: 1) normaler Befund, 2) benigne Veränderung, 3) suspekte Veränderung, 4) maligne Veränderung.

Die histologische Untersuchung zeigte bei 51 Patientinnen keinen krankhaften Prozeß, bei 114 eine gutartige Veränderung, bei 7 eine Präkanzerose (adenomatöse Hyperplasie mit Zellatypien, Ca in situ der Portio) sowie bei 28 (14%) Frauen ein invasives Karzinom. Die Gegenüberstellung der präoperativen sonographischen Befunde mit der Histologie zeigte bezüglich Malignität folgende Treffsicherheit der sonographischen Diagnostik: Sensitivität 67,7% (21/31), Spezifität 89,0% (147/169), prädiktiver Wert „Benigne" 94,2% (146/155), prädiktiver Wert „Maligne" 51,2% (21/41) bei einer Prävalenz des Uterusmalignoms von 15,5% (31/200).

Im Unterkollektiv der Frauen, die aufgrund einer Postmenopauseblutung untersucht wurden, ergaben sich folgende Werte für die sonographische Diagnose des Korpuskarzinoms: Sensitivität 59,1% (13/22), Spezifität 65,7% (23/35), prädiktiver Wert „Benigne" 71,9% (23/32), prädiktiver Wert „Korpuskarzinom" 59,1% (13/22) bei einer Prävalenz des Korpuskarzinoms von 38,6% (22/57).

Die vorliegende Arbeit zeigt, daß die transabdominale Sonographie in der präoperativen Abklärung von Uteruserkrankungen einen sehr begrenzten Stellenwert hat und routinemäßig zur Erfassung eines Uterusmalignoms nicht empfohlen werden kann.

Insbesondere gilt, daß 1) bei einer Patientin mit Postmenopauseblutung auch bei einem sonographisch unauffälligen Uterus ein Korpuskarzinom vorliegen kann, 2) das Auflösungsvermögen der transabdominalen Sonographie ist für ein präoperatives Staging von Korpus- und Zervixkarzinomen ungenügend, 3) Uterussarkome können sonographisch nicht von einem Leiomyom oder einer Adenomyosis uteri unterschieden werden, 4) dagegen können begleitende Adnextumoren oder Ovarialmetastasen präoperativ durch Ultraschall recht sicher erfaßt werden.

Ob die transvaginale Sonographie eine bessere Beurteilung der Uterusmalignome zuläßt ist zur Zeit Gegenstand einer weiteren prospektiven Studie an unserer Klinik, die ersten Resultate sind erfolgsversprechend.

44. Die Therapie des Korpuskarzinoms Stadium II (n. FIGO)

W. Hänggi, Th. Gerber, A. Gasser*, E. Dreher. Universitätsfrauenklinik Bern
* Klinisches Tumorregister, Inselspital Bern

An der Universitätsfrauenklinik Bern wurden im Zeitraum vom 1.1.1978 bis zum 31.12.1987 223 primäre Korpuskarzinome behandelt; 60 (26,9%) davon wurden dem klinischen Stadium II nach FIGO zugeordnet.

Das Durchschnittsalter der Patientinnen betrug 64,7 Jahre (34–85 Jahre). Die mittlere Beobachtungszeit ab Diagnosestellung war 54,5 Monate (4,9–132,6 Monate). Drei (5%) Frauen wurden aus der Beobachtung verloren (lost to follow-up) und zwar nach 61,6, 60,9 und 4,9 Monaten respektive.

Insgesamt wurden 56 Patientinnen operiert, und zwar 9mal durch eine radikale Hysterektomie nach Wertheim-Meigs, 46 Frauen erhielten eine totale abdominale Hysterektomie mit beidseitiger Adnexektomie, eine Patientin wurde vaginal operiert. Der bessere Verlauf nach Wertheim-Meigs-Operation konnte statistisch nicht gesichert werden.

Postoperativ fanden sich nur 20 (35,7%) Frauen im Stadium II, die übrigen Fälle waren in ihrem Stadium unter- oder überschätzt. Im Verlauf der Überlebenskurven zeigt sich ein statistisch signifikanter Unterschied in den entsprechenden postoperativen Stadien mit einer Fünfjahresüberlebensrate von rund 75% in den Stadien pI und pII gegenüber 30% im Stadium pIII.

Die Strahlentherapie wurde vor allem postoperativ, abgestützt auf die histopathologischen Befunde des Gradings und der Myometriuminfiltration, eingesetzt. 26 (43,3%) Frauen erhielten keine Strahlentherapie. Die Überlebenskurven unterteilt nach Betrahlungsart ergeben keinen Unterschied bezüglich Vorbestrahlung, Nachbestrahlung und keine Bestrahlung.

Die Fünfjahresüberlebensrate für das gesamte Kollektiv der Patientinnen mit Korpuskarzinom Stadium II nach FIGO betrug 62,4%. Wir glauben, daß unsere Therapie des Korpuskarzinoms Stadium II, mittels extrafaszialer totaler Hysterektomie mit beidseitiger Adnexektomie, sowie konsekutiver Lymphonedektomie bei positivem Zervixbefall (nachgewiesen durch die histologische Schnellschnittuntersuchung), angesichts der nur in 35,7% korrekten klinischen Stadieneinteilung gerechtfertigt ist und gegenüber den in der Literatur angegebenen Überlebensraten vergleichbare Resultate ergibt.

45. Der Hormonrezeptorenstatus beim Korpuskarzinom

R. Fravi, W. Hänggi, Th. Gerber, E. Dreher. Universitätsfrauenklinik Bern

In dieser retrospektiven Studie werden 53 Patientinnen, die an unserer Klinik wegen eines Primärtumors des Corpus uteri behandelt wurden, erfaßt. Bei 47 Patientinnen handelte es sich um ein endometrioides Adenokarzinom des Corpus uteri, bei den restlichen 6 Patientinnen um andere Korpusmalignome. Von den 53 Frauen waren zum Zeitpunkt der Diagnosestellung 3 prämenopausal und 50 postmenopausal. Bei allen wurden sowohl die Oestrogen- als auch die Progsteronrezeptoren im Tumorgewebe bestimmt (ER positiv, falls $\geq$ 10 fmol/mg Protein; PR positiv, falls > 20 fmol/mg Protein).

Von den 53 Patientinnen gingen drei nach 4,9, 40,1 bzw. 66,6 Monaten unserem Follow-up verloren. Die restlichen 50 wurden in regelmäßigen Abständen kontrolliert mit einer mittleren Beobachtungszeit bis zum 31. 12. 1988 von 44,3 Monaten (0,2–103,5 Monate. Von diesen 50 Patientinnen rezidivierten in der Zwischenzeit insgesamt 12 (24%). 14 Patientinnen sind verstorben, wobei 10 an ihrem Malignom (83,3% der Rezidivfälle). Die restlichen 4 Patientinnen verstarben an einer anderen Ursache und blieben bis zuletzt rezidivfrei. 34 Patientinnen (68%) lebten am 31. 12. 1988 ohne Hinweise für ein Tumorrezidiv.

Bei den initial 53 diagnostizierten Korpusmalignomen wurden in 72% positive Oestrogen- und in 76% positive Gestagenrezeptoren ermittelt.

Zusammenfassend kann gesagt werden, daß sowohl die Oestrogen- als auch die Gestagenrezeptoren nicht mit dem Tumorstadium korrelieren, was andererseits auch beweist, daß der schlechtere Outcome der hormonrezeptornegativen Fälle nicht einfach auf ein höheres Tumorstadium zurückgeführt werden kann. Zudem wird in dieser Arbeit gezeigt, daß Patientinnen mit negativen Rezeptoren eher rezidivierten bzw. an ihrem Karzinom verstorben sind. So zeigen wir, daß die Fünfjahresüberlebensrate signifikant höher ist bei Patientinnen mit positiven Oestrogenrezeptoren und daß ein ebensolcher Trend besteht bei Patientinnen mit positiven Gestagenrezeptoren. Zum anderen wird dargelegt, daß eine positive Korrelation besteht zwischen schlecht differenzierten Tumoren und negativen Hormonrezeptoren.

Wir glauben, daß in Zukunft, im Hinblick auf eine allfällige adjuvante Hormontherapie, die Hormonrezeptoren als wichtiger prognostischer Faktor bei Korpuskarzinom anhand eines größeren Patientinnengutes ermittelt und evaluiert werden sollte.

46. Morbidität der cytoreduktiven Chirurgie bei Ovarialkarzinomen

St. Schmid, W. Keller. Frauenklinik Basel

Die optimale chirurgische Therapie eines malignen Tumors besteht grundsätzlich darin, den Tumor vollständig und möglichst weit im Gesunden zu resezieren.

Dieses Vorgehen ist leider bei vielen Patientinnen mit Ovarialkarzinomen nicht möglich, da bei Therapiebeginn oft bereits eine Metastasierung vorliegt.

Auf dieser Grundlage basiert die sogenannte cytoreduktive Chirurgie, welche zwar nicht den Anspruch auf vollständige, kurative Entfernung des Tumors stellt, jedoch durch möglichst vollständige Tumorresektion den Resttumor einer additiven Chemotherapie zugänglich machen will. Diese cytoreduktive Chirurgie ist aber in ihrem Nutzen nach wie vor umstritten, und ein Punkt der immer wieder negativ hervorgehoben wird, ist ihre hohe Morbitität.

In unserer Arbeit untersuchen wir deshalb anhand eines computererfaßten Patientinnenkollektivs der Jahre 1979–1987 mit primären Ovarialkarzinomen der Stadien I–IV total 146 Patientinnen auf ihre peri- und postoperative Morbidität.

Damit möchten wir eine Aussage zum Wert der cytoreduktiven Chirurgie beim Ovarialkarzinom machen.

(Auswertungen zur Zeit noch nicht abgeschlossen)

47. Ovarialkarzinome bei Sterilitätspatientinnen

B. von Dach, C. Urech-Ruh, M. K. Hohl. Frauenklinik, Kantonsspital, CH-Baden

Einleitung

Das Ovarialkarzinom ist vorwiegend eine Neoplasie peri- und postmenopausaler Patientinnen. Die echte Prävalenz bei unter 40jährigen ist nicht bekannt, eine relative Häufung bei Risikogruppen (hoher sozioökonomischer Status, Nichteinnahme von oralen Kontrazeptiva, geringe Parität und Sterilität) wurde jedoch beobachtet. Lais et al. (1) berichteten über eine Inzidenz von 1:95 bei einer Gruppe von mikrochirurgischen Sterilitätspatientinnen. Ähnliche eigene Beobachtungen veranlaßten uns die Inzidenz, Besonderheiten von Diagnostik und Management von Ovarialkarzinomen anhand einer konsektiven Serie von Sterilitätspatientinnen der Jahre 1984–1988 zu untersuchen.

Methodik/Ergebnisse

Durch unsere Sterilitätsabklärungen und bei mikrochirurgischen Tubeneingriffen wurden 587 Patientinnen erfaßt. Jede Patientin wurde sonographiert und/oder laparoskopiert. Dabei fanden sich 4 Ovarialkarzinome der Stadien Ia, Ic, III und IV. Histologisch handelte es sich bei 3 Patientinnen um ein seriöses papilläres Cystadenokarzinom. Bei der vierten Patientin lag ein endometrioides Cystadenkarzinom vor. Das Durchschnittsalter bei Diagnosestellung betrug 33 Jahre, die durchschnittliche Sterilitätsdauer 5 Jahre.

Schlußfolgerungen

Unsere Ergebnisse weisen auf eine relative Häufung von malignen Ovarialtumoren bei jüngeren Sterilitätspatientinnen hin. Nur eines der vier Karzinome wurde laparoskopisch diagnostiziert. Auf eine Assoziation Ovarialkarzinom-Sterilitätspatientin sollte deshalb besonderes Augenmerk gerichtet sein.

Literatur

1. Lais, C. W. (1988) Prevalence of ovarian cancer found at the time of infertility microsurgery. Fertil Steril 49:551–553.

48. Das Karzinom der Bartholinischen Drüse

S. Baer, P. A. Diener, E. Hochuli. Dep. für Frauenheilkunde, Universitätsspital Zürich

Das *Karzinom der Bartholinischen Drüse* macht 1–7% aller Vulvakarzinome aus, denen es als Untergruppe zugeordnet wird. Es ist damit ein äußerst seltener Tumor. Der Altersgipfel liegt um 50 Jahre, kann jedoch auch Frauen im reproduktiven Alter oder Senium betreffen.

Die *Aetiologie* des Karzinoms der Bartholinischen Drüse ist unklar; ebenso wie die immer nur einseitige Lokalisation. *Frühsymptome* fehlen meist. Leichtes Druckgefühl oder Schwellung im Vulvabereich, Pruritus oder Schmerzen führen zur Abklärung. In der Hälfte der Fälle wird der Tumor als unkomplizierte Bartholinische Zyste oder Bartholinitis fehlgedeutet und ungenügend behandelt.

In etwa 40% handelt es sich *histologisch* um ein Plattenepithelkarzinom, in weiteren 40% um ein Adenokarzinom, die übrigen sind Adenoakanthome, adenoid-zystische Karzinome und Mischformen. Die *Zuordnung* eines malignen Tumors im Vulvabereich zu den Karzinomen der Bartholinischen Drüse kann oft recht schwierig sein. Typische Lokalisation und Nachweis von Gewebe der Bartholinischen Drüse sind Vorbedingungen. *Therapeutisch* ist primär ein chirurgisches Vorgehen indiziert, wobei zwischen breiter Exzision und anschließender Bestrahlung bis zur erweiterten Vulvektomie mit paraaortaler Lymphonodektomie verschiedene Möglichkeiten beschrieben werden.

Die *Prognose* wird insgesamt als ungünstig bezeichnet und die Rezidivrate als hoch.

An der *Frauenklinik Zürich* wurden in 30 Jahren 7 Patientinnen, d. h. rund 3% aller Vulvakarzinome, mit einem Karzinom der Bartholinischen Drüse behandelt. Das Alter lag zwischen 34 und 79 Jahren, der Median bei 49. Die Symptome waren unspezifisch. Die Diagnose wurde deshalb zum Teil erst 1 Jahr nach Symptombeginn gestellt. Histologisch handelte es sich in 3 Fällen um ein Adenokarzinom, je 1mal um ein Pflasterzellkarzinom, ein adenoid-zystisches Karzinom, ein Sarkom und in einem Fall um ein Adenokarzinom kombiniert mit einem M. Paget.

Bei allen 7 Patientinnen wurde primär chirurgisch vorgegangen, bei 6 Patientinnen wurde anschließend eine Radiotherapie durchgeführt. 5 Patientinnen entwickelten bis zu 4 Rezidive. 2 Patientinnen verstarben 1 bis 5 Jahre nach Diagnosestellung des Karzinoms. 3 Patientinnen überlebten wenigstens 10 Jahre. Das Karzinom der Bartholinischen Drüse ist ein seltener Tumor, der jedoch wegen Symptomarmut und verzögerter Diagnosestellung eine ungünstige Prognose hat. Deshalb sollte bei jeder Frau, die einen Tumor im Bereiche der Bartholinischen Drüse hat, eine *histologisch gesicherte Diagnose* gestellt werden.

49. Données anamnestiques cliniques et tonométriques comparées d'un collectif de patientes souffrant d'incontinence d'effort

S. Meyer, P. de Grandi. Service de Gynécologie et Obstétrique, CHUV Lausanne

277 patientes se plaignant d'une incontinence urinaire d'effort (IUE) pure ont été réparties en 3 groupes établis en fonction d'une anamnése d'IUE positive (gr. 1), d'une anamnése et d'une clinique d'IUE positives (gr. 2), d'une anamnése, d'une clinique et d'une profilométrie urétrale d'IUE positives (gr. 3). Comparées à un collectif de femmes sans IUE, les valeurs du facteur de transmission et de la pression de clôture maximale urétrale montrent une péjoration progressive en passant du gr. 1 au gr. 3 attestant d'une atteinte de l'environnement urétral de plus en plus sévère. Le facteur de transmission n'est abaissé que dans le gr. 3, témoignant d'un lâchage-distension du ligament pubo-urétral postérieur. Les valeurs tonométriques calculées chez un groupe de patientes avec récidive sévère d'IUE (gr. 4) suivant une intervention correctrice d'IUE s'apparentent aux valeurs trouvées dans le gr. 3.

Un score de sévérité d'IUE est ainsi proposé servant de base à l'établissement d'un critère d'indication opératoire et de pronostic postopératoire avant toute intervention visant à corriger une IUE.

50. Effets d'une occlusion de urètre sur l'enregistrement du profil urétral à l'effort

S. Meyer, P. de Grandi. Service de Gynécologie et Obstétrique, CHUV Lausanne

La corrélation entre incontinence clinique et tonométrique est fréquemment mauvaise, les enregistrements profilométriques urétraux démontrant souvent des valeurs trop élevées ne correspondant pas à la réalité clinique. Parmi les facteurs potentiellement responsables, nous avons tenté d'apprécier l'importance jouée par l'absorption de l'énergie cinétique due à la masse d'urine («coup de bélier») venant heurter la membrane du capteur urétral.

20 patientes, d'âge moyen 50 ans ± 10 ans, de parité 11, souffrant d'incontinence urinaire d'effort pure, ont subi un examen urodynamique au moyen d'une sonde pneumatique à débit constant, munie de deux capteurs séparés par un ballonnet, ce dernier, une fois gonflé en amont du capteur urétral, excluant l'irruption d'urine dans l'urètre.

Après une cystométrie démontrant l'absence de vessie instable, deux profils urétraux ont été réalisés successivement, une première fois ballonnet dégonflé, une deuxième fois ballonnet gonflé.

Si les valeurs de longueur fonctionnelle urétrale (LF) et de facteur de transmission (FT) ne montrent pas de changements significatifs, les valeurs de pression de clôture maximale urétrale (PCMU) accusent 18 fois sur 20 une baisse significative lors du deuxième profil (ballonnet gonflé), baisse d'une valeur moyenne de 7 cm H20, correspondant au 14% de la PCMU moyenne mesurée sur le premier profil (ballonnet dégonflé). Le quotient de dépression passe, lui, d'une valeur moyenne de 0,80 à 1,05 entre le premier et le deuxième profil.

Ce travail permet donc de quentifier l'importance du «coup de bélier» urétral, ce dernier étant un des nombreux paramètres constituant la PCMU mesurée lors de l'enregistrement d'un profil urétral à l'effort.

51. Biofeedback und medikamentöse Behandlung der Urgesymptomatik

G. Schär, J. Eberhard. Frauenklinik Kantonsspital Frauenfeld

Ziel dieser Studie ist es, die Wirkung von Biofeedback und von Medikamenten in der Behandlung der Urgesymptomatik (Pollakisurie, Nykturie, Dysurie und Urgeinkontinenz) zu überprüfen.

Bei 40 Patientinnen haben wir ein straff gestaltetes Therapieschema durchgeführt. Die Patientin trainiert ihre Blase, indem sie viel trinkt und die Miktionsintervalle vergrößert. Auf Miktionskalendern notiert sie zur Selbstkontrolle ihre Trink- und Miktionsvolumina. In einer Doppelblindstudie erhielten die Patientinnen Spasmourgenin.

Die statistische Analyse der Miktionskalender zeigt nach 8 Wochen eine signifikante Zunahme der Blasenkapazität, eine statistisch signifikante Abnahme der Pollakisurie und der Nykturie. Zwischen den beiden Medikamentenkollektiven können keine signifikanten Unterschiede in diesen Werten gefunden werden. Die Heilungsrate liegt bei 80% und zeigt ebenfalls keinen Unterschied zwischen den beiden Medikamentenkollektiven. Anamnestisch verspürten die Patientinnen mit dem Verumpräparat eine deutliche Besserung von Blasentenesmen, Dysurie und imperativem Harndrang im Gegensatz zu den Placebokollektiven. Nebenwirkungen traten keine auf.

Für den Erfolg der Therapie ist das tägliche Ausscheidungsvolumen wesentlich. Beschwerdefreie Patientinnen zeigen statistisch signifikant ein höheres tägliches Ausscheidungsvolumen von 1800 bis 2000 ml nach Beendigung der Therapie.

Mit unserem Therapieschema konnten wir ermutigende Erfolge aufweisen. Durch das Biofeedback erlernt die Patientin wieder ein normales Miktionsverhalten und gewinnt an Sicherheit. Die medikamentöse Unterstützung erleichtert die Durchführung des Biofeedback. Der Placeboeffekt ist dabei nicht zu vernachlässigen. Entscheidend ist deshalb das Fehlen von Nebenwirkungen, wie dies bei Spasmourgenin gezeigt werden kann.

52. Die Behandlung der Urge-Inkontinenz mit Mictrol® (Terodilin)

J. Feyereisl, W. Hänggi, E. Dreher. Universitätsfrauenklinik Bern

Mictrol® (Terodilin) ist ein Präparat mit sowohl anticholinergischer wie auch kalziumantagonistischer Eigenschaft, deren Zusammenwirken zur Erschlaffung des Detrusors vesicae führt.

Seit November 1988 haben wir an der Universitätsfrauenklinik Bern 27 Frauen mit reiner motorischer Urge-Inkontinenz mit Mictrol® behandelt. Die Diagnose stützte sich dabei auf anamnestische Angaben, sowie auf eine urethro-zysto-tonometrische Messung in Rückenlage mit Provokation der Detrusorkontraktionen durch Hustenstöße. Mictrol® wurde in einer Dosierung von 37,5 mg/die (1-0-2) verabreicht. Alle Patientinnen wurden nach 6wöchiger Therapie kontrolliert und urodynamisch nachgemessen.

Nach der Behandlung zeigte sich ein signifikant später auftretender erster Harndrang bei größerem Blasenvolumen: 263,3 ml gegenüber 222 ml. Die erste unwillkürliche Detrusorkontraktion erschien später: 405,4 ml gegenüber 368,4 ml, der Unterschied ist jedoch nicht signifikant. Hingegen war die Abnahme der Compliance, gemessen in der Auffüllphase zwischen 200 und 300 ml sowie zwischen 300 und 400 ml hochsignifikant.

Während der Behandlung beschwerten sich 3 Patientinnen über Mundtrockenheit und leichte Nausea, sonst wurde Mictrol® gut vertragen.

Nach 6wöchiger Therapie gaben 20 Patientinnen an, die Beschwerden seien wesentlich seltener und schwächer. Vier Frauen gaben ein vollständiges Verschwinden der Beschwerden an, drei Frauen werteten ihre Beschwerden als unverändert.

Die Therapie der Dranginkontinenz mit Mictrol® hat sich als hochwirksam erwiesen und kann empfohlen werden.

53. Sind Miktionsbeschwerden nach Inkontinenzoperationen vermeidbar?

J. Eberhard, G. Schär. Frauenklinik Kantonsspital Frauenfeld

In einer prospektiven Studie an 326, wegen Streßinkontinenz operierten Patientinnen, wird nach der Ursache postoperativer Miktionsbeschwerden gesucht. Präoperativ und 1–2 Jahre postoperativ werden dazu urodynamische Untersuchungen durchgeführt. Diese umfassen einen Anamnesebogen, die klinische Untersuchung, das laterale Urethrozystogramm und die Urethrozystometrie. Das Patientengut unterteilt sich in fünf verschiedene vaginale und drei verschiedene abdominale Inkontinenzoperationstypen. Die höchste

Inzidenz postoperativer Miktionsbeschwerden weisen die Cowan-Operation mit 59%, die Burch-Operation mit 38% und die Lyoduraschlinge mit 24% auf. Auffallend ist die Koinzidenz eines guten Heilungsergebnisses der Streßinkontinenz mit einer hohen Rate postoperativer Miktionsbeschwerden. Operationstypen, die zu einer hohen Elevation des zystourethralen Überganges führen, haben höhere Erfolgsraten und gehen häufiger mit postoperativen Miktionsbeschwerden einher. Innerhalb des gleichen Operationstypes findet sich aber kein Unterschied in der Elevationshöhe zwischen Patientinnen mit Miktionsbeschwerden und solchen ohne Miktionsbeschwerden. Ein signifikanter Unterschied zwischen diesen beiden Kollektiven findet sich aber im Streßprofil. Bei Patientinnen mit postoperativen Miktionsbeschwerden lassen sich sogenannte Quetschhahnmechanismen mit erhöhter vesikourethraler Drucktransmission unter Streßsituationen nachweisen. Die Lokalisation solcher Quetschhahnphänomene ist abhängig vom Operationstyp und kann auf suburethrale, operationsbedingte Narbenbildungen zurückgeführt werden. Diskutiert werden Operationsmodifikationen, die unerwünschte Narbenbildungen mit konsekutiven Miktionsbeschwerden vermeiden lassen.

54. Abdominale Sacropexien als Zusatzeingriff bei abdominalen Inkontinenzoperationen

V. Geissbühler, J. Eberhard, G. Schär. Frauenklinik, Kantonsspital Frauenfeld

Die vorliegende Arbeit geht der Frage nach, ob eine abdominale Sacropexie als Zusatzeingriff sinnvoll ist. Untersucht wurde ein Kollektiv von 52 Patientinnen, bei denen wegen einer Streßinkontinenz eine abdominale Kolposuspension nach Cowan durchgeführt wurde. Bei 22 Patientinnen wurde zusätzlich eine abdominale Sacropexie gemacht. Die Hauptindikation für diesen Zusatzeingriff waren Zystocelen. Alle 52 Patientinnen waren vor der Operation und 1–2 Jahre später nach standardisierten klinischen und urodynamischen Kriterien untersucht worden. Die Auswertung der postoperativen klinischen Daten zeigte bei den 22 Patientinnen mit der abdominalen Sacropexie weniger Zysto-, Recto- und Enterocelen als bei den 30 Patientinnen ohne abdominale Sacropexie (Zystocelen: 8x/13x, Rectocelen: 12x/19x, Enterocelen: 0/5x). Bei der Sacropexiegruppe traten vermehrt GV-Beschwerden auf. Die prae- und postoperativen radio-morphologischen Daten (laterales Cystourethrogramm) zeigten erstaunlicherweise keine statistisch signifikanten Unterschiede zwischen den Teilkollektiven für die Anhebung des cystourethralen Überganges und den retrovesicalen Winkel beta. Dies erfordert eine kritische Betrachtung der prae- und postoperativ erhobenen klinischen Befunde und der abdominalen Sacropexie zur Korrektur der Zystocelen oder deren postoperative Prophylaxe. Da für die Indikation der abdominalen Sacropexie als Zusatzeingriff bei der abdominalen Kolposuspension vorläufig nur subjektive Kriterien bestehen, sollte diese Indikation äußerst vorsichtig gestellt werden. Sacropexie ist ein technisch sehr schwieriger Eingriff und die allfälligen postoperativen Komplikationen wie auch die eventuell erhöhte Inzidenz von postoperativen GV- und Rückenschmerzen sind nicht außer acht zu lassen.

Freie Vorträge V/Communications libres V

Gynäkologie/Diverses

55. Analyse der Morbidität größerer gynäkologischer Eingriffe an der UFK Basel 1987/1988

W. Keller, N. Pavic, A. C. Almendral. Universitätsfrauenklinik Basel

In den Jahren 1987 und 1988 wurden an der UFK Basel 135 große Karzinomoperationen, 146 vaginale Hysterektomien und 336 abdominale Hysterektomien vorgenommen. An diesem Kollektiv wird die perioperative Morbidität analysiert. Intra- oder unmittelbar postoperative Todesfälle traten nicht auf. Intraoperativ kam es bei 2% der Patientinnen zu unbeabsichtigten Organeröffnungen, 10% erhielten perioperativ Bluttransfusionen, eine operative Revision war in 3% der Fälle notwendig. Febrile postoperative Verläufe traten bei 10% der Patientinnen auf. Unsere Resultate werden diskutiert und mit in der Literatur publizierten Werten verglichen.

56. Unerwartete Situationen bei der gynäkologischen Laparotomie

W. Gattlen, N. Pavic, A. Almendral. Universitätsfrauenklinik Basel

Die Häufigkeit unerwarteter Situationen bei der gynäkologischen Laparotomie ist durch die Anwendung differenzierter diagnostischer Methoden bei der präoperativen Abklärung sehr selten geworden. Heute ist es möglich, präoperativ in den meisten Fällen eine relativ exakte Diagnose zu stellen.

Es wird über 3 Fälle berichtet, die als unerwartete Situationen bei der gynäkologischen Laparotomie bezeichnet werden können.

Anhand dieser Kasuistiken wird erörtert, wie man solche Überraschungen weitgehendst vermeidet bzw. wie man sich intraoperativ aus der Affäre zieht.

57. Erfahrungen mit einem Klammergerät bei der Uterotomie

M. Lindenmeyer, S. Aebi, A. Lefani. Frauenklinik, Kantonsspital Aarau

Von Oktober 1987 bis November 1988 wurden an der Frauenklinik Aarau bei 55 Schnittentbindungen die Uterotomien mit dem Klammergerät „Poly CS-57 Stapler" der Firma Auto Suture durchgeführt. Der Stapler sollte insbesondere bezüglich Blutverlust Vorteile bringen:

Es wird von einer sehr kleinen queren Uterotomie aus, amnionerhaltend nach links und rechts im Isthmusbereich eingeführt. Er durchtrennt die Uteruswand und setzt gleichzeitig resorbierbare Klammern an die Wundränder. Der Uterotomieverschluß geschieht durch eine fortlaufende, die Klammerpaare vereinigende Vicryl-O-Naht.

Wir haben unsere 55 „Stapler-Patientinnen" mit einem gleich großen, auf herkömmliche Weise uterotomierten Kontrollkollektiv anhand folgender Parameter verglichen:

	Stapler (Mittelwert, Standardabweichung)	Kontrolle (Mittelwert, Standardabweichung)	Statistik
Mittlerer Hb-Abfall präop. – 2. Tag postop.	2,28 g% ± 1,18	2,49 g% ± 1,43	$P > 0{,}05$
Mittlere Temp. axillär am 2. Tag postop.	37,02°C ± 0,65	36,88°C ± 0,48	$P > 0{,}05$
Analgeticaverbrauch am 1. Tag postop. (Voltaren 50 mg)	2,33 ± 1,69	2,25 ± 1,48	$P > 0{,}05$

Die beiden Gruppen unterscheiden sich in keinem der 3 Parameter signifikant.

Wohl gelingt es in vielen Fällen, eine gute Bluttrockenheit des Uterotomiebereiches zu erzielen, bei anderen Fällen mußten wir aber ein Einreißen der kleinen Uterotomie nach caudal zu oder einen nicht zuverlässigen Sitz der Klammern hinnehmen, so daß im Kollektiv der Gewinn des verminderten Blutverlustes nicht zum Tragen kommt.

Angesichts der hohen Kosten bei der Stapleranwendung und der an unserer Klinik nicht nachweisbaren Vorteile des Staplers, wird dieser bei uns nicht routinemäßig Verwendung finden, sondern nur bei speziellen Indikationen eingesetzt werden.

58. Niedermolekulare Heparine in der operativen Gynäkologie

K. Keller, R. A. Steiner, W. E. Schreiner. Universitätsfrauenklinik Zürich

Mit keiner prophylaktischen Maßnahme konnte bisher die Häufigkeit postoperativer thromboembolischer Komplikationen auf Null gesenkt werden. Weitverbreitet ist indessen die sogenannte low-dose-Heparinisierung, deren Wirksamkeit mehrfach belegt wurde. Auf der Suche nach verbesserten Prophylaxemöglichkeiten sind niedermolekulare Heparine entwickelt worden, die mit längerer Halbwertzeit und höherer Plasmakonzentration eine bessere antithrombotische Wirkung aufweisen als herkömmliche Heparine. Diese Eigenschaften erhöffnen die Möglichkeit, durch größere Applikationsintervalle und niedrigere Dosierung eine für Patienten und Pflegepersonal verbesserte Praktikabilität der medikamentösen Thromboseprophylaxe zu erreichen.

In einer prospektiv randomisierten Studie wurde erstmals an einem gynäkologischen Patientengut subkutan appliziertes, niedermolekulares Heparin in fixer Kombination mit DHE (LmwH-DHE) zur postoperativen Thromboembolieprophylaxe geprüft (1 × 1500 IE/24 h). Die Wirkung wurde an 92 Patientinnen hinsichtlich thromboembolischer und haemorrhagischer Komplikationen, Medikamentennebenwirkungen und Akzeptanz verglichen mit einem Prophylaxeschema, bestehend aus herkömmlichem Heparin-DHE (2 × 2500 IE pro 24/h), überlappend kombiniert mit Acenocoumarol. In diese Kontrollgruppe wurden 99 Patientinnen aufgenommen (Heparin-DHE/S-Gruppe). Es zeigte sich eine im Wesentlichen gleichwertige prophylaktische Wirkung der beiden Schemata. Insbesondere konnte in der Häufigkeit thromboembolischer Komplikationen kein statistisch signifikanter Unterschied nachgewiesen werden: In beiden Gruppen trat je eine tiefe Beinvenenthrombose auf, in der Heparin-DHE/S-Gruppe, zudem eine nicht tödlich verlaufene Lungenembolie.

Als signifikante Unterschiede konnte häufiger eine verstärkte intraoperative Blutungstendenz in der LmwH-DHE-Gruppe festgestellt werden (*P* 0,02), sowie auf seiten der Patientinnen erwartungsgemäß eine bessere Akzeptanz der einmaligen subkutanen Injektion des LmwH gegenüber der zweimaligen Injektion des herkömmlichen Heparins. Für die übrigen Parameter ergaben sich keine Unterschiede. Abbruchfälle wegen übermäßiger postoperativer Blutungstendenz, bzw. schmerzhaften Reaktionen am Injektionsort, kamen in beiden Gruppen je dreimal vor.

Diese Ergebnisse weisen in Übereinstimmung mit bisherigen Angaben in der Literatur auf eine gleichwertige antithrombotische Wirksamkeit der niedermolekularen Heparine, im Vergleich mit anderen bewährten Prophylaxeschemata, hin. Darüberhinaus bedeutet die Tatsache, daß eine einmalige Applikation ausreicht, den prophylaktischen Schutz zu gewährleisten, für Patienten und Pflegepersonal einen bedeutenden Vorteil.

59. Lokale Anwendung von schwachdosiertem Estriol und lebensfähigen Döderleinkeimen in der Postmenopause

B. Kanne. Alemannenstraße 16, D-7835 Teningen

Die Erhaltung eines aufgebauten, ausdifferenzierten Vaginalepithels und einer physiologischen Döderleinflora in der Postmenopause wird immer mehr als lohnendes therapeutisches Ziel angesehen. Die im Alter zu befürchtenden Symptome wie Trockenheit der Scheide, Dyspareunie, Neigung zu Vaginalinfekten usw. sollten dadurch beseitigt bzw. hinausgezögert werden.

Im Hinblick auf eine maximale lokale Wirkung bei gleichzeitig minimaler systemischer Belastung wurde ein Vaginaltherapeutikum in Form einer Vaginaltablette (Gynoflor E) entwickelt, welches neben einer geringen Menge vaginalspezifischen Estrogens (Estriol 0,03 mg) noch lebensfähige Döderleinkeime (mind. 10 Mio.) enthält.

In einer placebokontrollierten randomisierten Doppelblindstudie wurde die 0,03 mg Estrioldosierung an postmenopausalen Patientinnen verglichen mit einer konventionellen Dosierung von 0,5 mg. Nach einer 1wöchigen Anwendung unterschieden sich beide estriolhaltigen Zubereitungen signifikant in Bezug auf Epithelaufbau und pH des Vaginalsekretes von Placebo, aber nicht untereinander.

Lokal appliziert, vermag also Estriol auch in einer schwachen Dosierung von 0,03 mg eine definierte und klinisch relevante trophische Wirkung auszulösen.

In einer vorausgegangenen klinischen Studie mit Gynoflor E an postmenopausalen Patientinnen in der Schweiz, bei einer Aufbaudosis von 1–2 Tabletten während 1–2 Wochen und einer Enthaltungsdosis von 1–2 Tabletten während mehreren Wochen konnte in 90% der Fälle ein gutes bis sehr gutes therapeutisches Ergebnis erzielt werden. Der pH-Wert des Vaginalsekrets, der Reinheitsgrad der Vaginalflora und der Epithelaufbau verbesserten sich alle hochsignifikant.

Schwachdosiertes Estriol, kombiniert mit lebensfähigen Laktobazillen, scheint somit bei regelmäßiger Applikation imstande zu sein, bei postmenopausalen Frauen Komfort, Hygiene und Infektionsschutz im Intimbereich zu gewährleisten.

60. Hysteroscopic Oviductal Blocking with formed-in-place

Th. Reed, D. W. Marchant. Lankenau Medical Building, Philadelphia

Report on a series of 459 patients, treated in a trial, from 1978–1985 in the USA and followed up until Dec. 1987.

Summary

The Ovabloc method for permanent female sterilization consists of injecting liquid silicone into the Fallopian tubes under direct hysteroscopic visualisation. The silicone forms-in-place within minutes, thereby occluding the Fallopian tubes and rendering the patient sterile. The present study is a review of 459 of the author's patients who entered the study from 1978 to 1985 most of whom are still being followed-up to date. A total of 17970 women months of use were followed up. Successful sterilization was achieved in 831 patients. Primary reasons for failure to achieve sterilization include tubal spasm, anatomical abnormalities and improper curing of silicone. Among those patients who relied on the Ovabloc method for contraception, and were off other forms of birth-control one ectopic pregnancy occurred and one patient experienced a temporary rise in HCG level, which disappeared spontaneously.

Conclusion

In conclusion we can say that in 459 consented patients, 83% were sterilized by hysteroscopy with a formed-in-place Silicone device. In the properly sterilized group of patients we found two pregnancies over a period between 1978 and 1987. Serious adverse effects either clinical or pathological, were not observed.

61. Les lasers en laparoscopie opératoire: nouveaux développements

J. Dequesne. Clinique Cecil Lausanne

Les nouveaux développements des instruments optiques et des lasers (CO2, Nd Yag et Argon) permettent, seuls ou associés à la laparoscopie instrumentale conventionnelle, d'éviter un certain nombre de laparotomies.

Notre étude préliminaire porte sur 150 laparoscopies opératoires dont les patientes souffraient souvent de lésions multiples. Les indications étaient:
1. La stérilité
2. La douleur

Parmi les lésions traitées, on note:
L'endométriose   – légère 21 cas
                – modérée 15 cas
                – sévère 10 cas
Fibromes sous-séreux (23 cas)
Kystes de l'ovaire (26 cas)
Adhésiolyse (43 cas)
Chirurgie tubaire distale (15 cas)
Grossesse extra-utérine (2 cas)

L'efficacité du traitement laparoscopique au laser a été jaugé objectivement par une laparoscopie contrôle effectuée dans les six à neuf mois après la première intervention, et par la survenue de grossesse en cas de stérilité; et d'une façon plus subjective, par la rémission des douleurs, en cas de douleurs abdominales.

L'efficacité du traitement de la stérilité est cependant difficile à établir, dans la mesure où 45 patientes présentaient des lésions multiples. 37 patientes avaient déjà subi une macro ou microchirurgie préalablement et toutes les patientes ont subi en même temps hystéroscopie diagnostique ou opératoire. Le tauxglobal de grossesse est actuellement de 27%. Les complications de ce type d'intervention ont été: une laparotomie pour appendicite 10 jours après l'intervention et une sepsis pour lipo-aspiration associée.

62. Hystéroscopie opératoire: nouveaux développements

J. Dequesne. Clinique Cecil Lausanne

Les nouveaux développements instrumentaux et des techniques d'utilisation du laser à travers les optiques, permettent de faire bénéficier les patientes tu temps opératoire lors des endoscopies d'évaluation.

Le premier groupe était composé de 127 patientes atteintes de métrorragies résistant au traitement conservateur, et chez lesquelles le traitement hystéroscopique au laser Nd Yag a permis d'éviter l'hystérectomie dans 86% des cas.

Dans un groupe de 13 patientes à haut risque anesthésique (ASA 3, 4 et 5), nous avons procédé à une ablation totale de l'endomètre par le même procédé, qui a permis de créer l'aménorrhée chez 12 des 13 patientes traitées (recul pour le follow-up: 8 à 41 mois).

En matière de stérilité, nous avons traité 52 cas présentant la pathologie suivante:
- fibrome: 5 grossesses sur 12 cas traités.
- septum: 1 grossesse sur 3 cas traités.
- subseptum: 5 grossesses sur 9 cas traités.
- synéchie: 15 grossesses sur 33 cas traités.
- polype cornual: 2 grossesses sur 4 cas traités.

A signaler que 15 des patientes avaient deux lésions ou plus.

En conclusion, il semble que l'efficacité de ce type de traitement à long terme, justifie de le poser en alternative valable à l'hystérectomie dans les métrorragies d'origine non néoplasiques, et en alternative valable à l'utérotomie dans le traitement de l'infertilité d'origine endo-utérine. Aucune complication ou effet secondaire sérieux n'a été noté dans ce type de traitement.

Video-Präsentationen/Vidéos

63. Les lasers en laparoscopie

J. Dequesne. Clinique Cecil Lausanne

Le film décrit l'utilité des différents lasers possible en laparoscopie. Respectivement: le laser Nd Yag, le laser CO2 et laser à l'Argon, sont utilisés en fonction de leur effet spécifique complémentaire, et en alternance avec les techniques opératoires mécaniques.

Les lésions traitées sont: l'endométriose, les kystes ovariens, les fibro-myomes, les adhérences et la pathologie tubo-ovarienne distale.

64. Nd Yag laser en hystéroscopie

J. Dequesne. Clinique Cecil Lausanne

Le film décrit les techniques modernes de traitement des hémorragies utérines, et de la stérilité d'origine endo-utérine par le laser Nd Yag à travers un hystéroscope souple.
L'ablation totale de l'endomètre est décrite au même titre que les lésions bénignes responsables d'hémorragie (comme les fibomes, polypes, adénomyoses et traumatismes).
L'ablation focale de l'endomètre est par ailleurs décrite, avec son prolongement dans le traitement de la stérilité et de l'infertilité. La description de lésions, comme les synéchies, les septa, ainsi que les lésions péri-ostiales (fibromes pédiculés, polypes), sont décrits par l'image.

65. Multi-Layer-Plastik
St. n. Dammriß IV

E. Hochuli. Departement für Frauenheilkunde, Universitätsspital Zürich

66. Hohe Kolpokleisis nach Latzko
Vesico-Vaginalfistel, „Strahlenfistel"

E. Hochuli. Departement für Frauenheilkunde, Universitätsspital Zürich

67. Ultraschallbefunde bei einem idiopathischen Hydrops fetalis in der 29. Schwangerschaftswoche

U. Graf, H. Brühwiler. Frauenklinik Kantonsspital, Münsterlingen

Wir demonstrieren die Ultraschallbefunde bei einer 28jährigen I Para, I Gravida in der 29. Schwangerschaftswoche. Sie wurde uns zugewiesen wegen vaginaler Blutung und zunehmender Gestosesymptomatik. Wir fanden einen generalisierten Hydrops fetalis und eine Microcephalie. Pathologisch-anatomisch wurden unsere Ultraschallbefunde bestätigt. Hingegen konnten trotz ausgedehnter immunologischer, serologischer, bakteriologischer und virologischer Untersuchungen keine Ursachen für den Hydrops gefunden werden.

Gain a comprehensive understanding ...

J. S. Sanfilippo, R. L. Levine,
University of Louisville, KY (Eds.)

Operative Gynecologic Endoscopy

1989. Approx. 250 pp. 156 figs. (Clinical Perspectives in Obstetrics and Gynecology) Hardcover DM 178,–
ISBN 3-540-96881-4

Written by pioneers in the field, **Operative Gynecologic Endoscopy** comprehensively covers both the theory and practice of basic to advanced endoscopic procedures and techniques, including operative laparoscopy, laser laparoscopy, operative hysteroscopy, and laser hysteroscopy. This clinically oriented text presents a wide range of endoscopic approaches to pelvic pathologies, including operative laparoscopic resection of ectopic pregnancy, new treatments of pelvic inflammatory diseases, anesthesia pertinent to endoscopy, and laser urologic surgery appropriate to gynecology. The importance of visually documenting operative endoscopic procedures with photographic and video-imaging techniques is emphasized. The final chapters discuss medico-legal aspects, the economic impact of the endoscopic approach compared to traditional procedures, future clinical prospects for the field, and credentialing.

Springer-Verlag Berlin Heidelberg New York London Paris Tokyo Hong Kong

Heidelberger Platz 3, D-1000 Berlin 33 · 175 Fifth Ave., New York, NY 10010, USA · 8 Alexandra Rd., London SW19 7JZ, England ·
26, rue des Carmes, F-75005 Paris · 37-3, Hongo 3-chome, Bunkyo-ku, Tokyo 113, Japan · Citicorp Centre, Room 1603,
18 Whitfield Road, Causeway Bay, Hong Kong

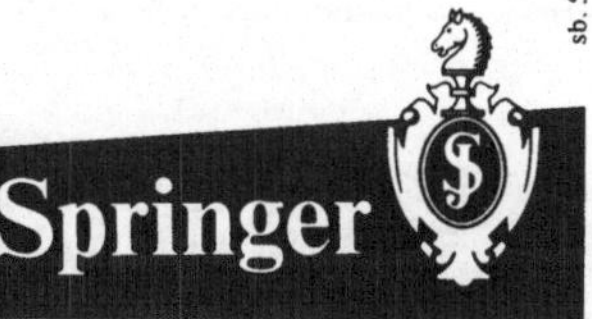

sb. 5342/5/1

Subscription Information
Volumes 245–246 (4 issues each) will appear in 1989.

North America. Annual subscription rate: Approx. US $ 427.00 (single issue price: approx. US $ 63.00) including carriage charges. Subscriptions are entered with prepayment only. Orders should be addressed to:
Springer-Verlag New York Inc.
Service Center Secaucus
44 Hartz Way
Secaucus, NJ 07094, USA
Tel. (201) 348-4033, Telex 023-125994

All Other Countries. Annual subscription rate: DM 718.00 plus carriage charges; [Federal Republic of Germany: DM 14.55 incl. value added tax; all other countries: DM 24.00 except for the following countries to which SAL delivery (Surface Airmail Lifted) is mandatory: Japan DM 66.00, India DM 47.20, Australia/New Zealand DM 76.00. Airmail delivery to all other countries is available upon request.] Volume price: DM 359.00, single issue price: DM 107.70 plus carriage charges. Subscriptions can either be placed via a bookdealer or sent directly to:
Springer-Verlag, Heidelberger Platz 3,
D-1000 Berlin 33, Tel. (0) 30/82 07-1,
Telex 1-83319

Changes of Address. Allow six weeks for all changes to become effective. All Communications should include both old and new addresses (with Postal Codes) and should be accompanied by a mailing label from a recent issue.

Back Volumes. Prices are available on request.

Microform. Microform editions are available from:
University Microfilm International
300 N. Zeeb Road
Ann Arbor, MI 48106, USA

Production
Springer-Verlag
Journal Production Department I
Postfach 105280
D-6900 Heidelberg 1
Federal Republic of Germany
Tel. (0) 6221/487-431, Telex 4-61723
FAX (0) 6221/43982

Responsible for Advertisements
Springer-Verlag
E. Lückermann
Heidelberger Platz 3
D-1000 Berlin 33
Tel. (0) 30/8207-0, Telex 1-85411
FAX (0) 30/8214091

Printers
Druckhaus Beltz
D-6944 Hemsbach/Bergstrasse

© Springer-Verlag Berlin, Heidelberg 1989
Originally published by Springer-Verlag
Berlin Heidelberg New York in 1989.
ISBN 978-3-662-37102-2   ISBN 978-3-662-37810-6 (eBook)
DOI 10.1007/978-3-662-37810-6